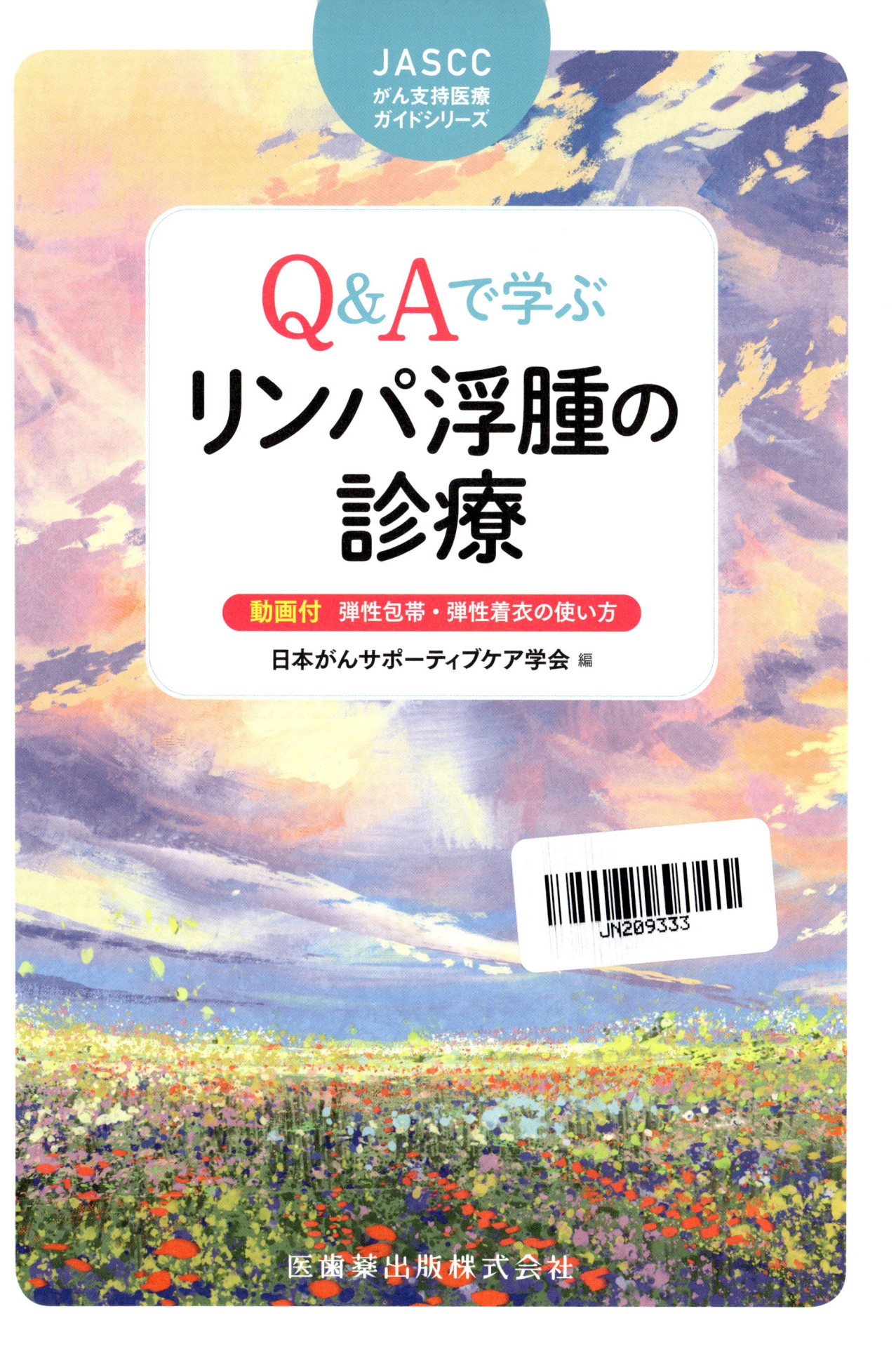

JASCC
がん支持医療
ガイドシリーズ

Q&Aで学ぶ
リンパ浮腫の診療

動画付 弾性包帯・弾性着衣の使い方

日本がんサポーティブケア学会 編

医歯薬出版株式会社

JN209333

This book was originally published in Japanese
under the title of :
Q&A DE MANABU RIMPAFUSHU-NO SHINRYO
　(Learn with Q & A Treatment of lymphedema)

Editors :
Japanese Association of Supportive Care in Cancer（JASCC）

© 2019 1st ed.

ISHIYAKU PUBLISHERS, INC.
　7-10, Honkomagome 1 chome, Bunkyo-ku,
　Tokyo 113-8612, Japan

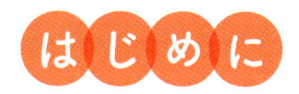

　日本がんサポーティブケア学会（JASCC）は，17部会，4ワーキンググループが主体になって支持・緩和医療の問題を解決するために活動しているユニークな学会です．

　支持・緩和医療は，多くの課題があるにもかかわらず専門とする研究者が少なく，みなさんの手元に届くような研究が限られていて，しばしば科学的に根拠に乏しい民間療法的な治療が流布している現状があります．そういった中で，当学会は，これまでの研究や経験の蓄積から現時点でもっとも妥当と考えられる検査や治療を検討し，手引書やガイドラインとして公表してきています．

　このたび，当学会リンパ浮腫部会において作田裕美部会長が中心になって，部会員と協働で患者さんのためのJASCCがん支持医療ガイドシリーズ『Q&Aで学ぶ リンパ浮腫の診療』を作成いたしました．すでに，日本リンパ浮腫学会からは，『リンパ浮腫診療ガイドライン（2018年）』が発刊されていますが，医師，看護師，理学療法士向けです．一方，多くの患者さんがリンパ浮腫と生涯つきあっていく可能性が高く，患者さん自ら処置できることが重要です．本書は，そのニーズにこたえられるように，日常使われる言葉で分かりやすくリンパ浮腫が起こる機序（メカニズム）やその処置の根拠を解説し，多くの図を使って，処置方法が具体的に記載されています．さらに弾性ストッキング・スリーブの着脱方法や弾性包帯の巻き方がビデオ収載され，図や字で書かれた解説だけでは気づかない処置上のちょっとした工夫を特典動画としてウェブ上でみることができるようになっています．大変ユーザーフレンドリーな手引書と言うことができます．

　患者・家族の方にお願いです．本書を参考に実際にご自分で処置をしていただき，手順のわかりやすさや成果についてご意見をいただけるとありがたく思います．次の改訂版に反映させ，少しでもみなさまに使いやすい手引書に進化させていきたいと思います．

　最後に，執筆，ビデオ作成に情熱をもって取り組んでいただいた作田リンパ浮腫部会長をはじめ部会員の方々，ならびに本書出版にまでご尽力いただいた医歯薬出版，伊藤祐次氏に心より感謝申し上げます．

2019年8月

日本がんサポーティブケア学会　理事長

田村　和夫

【日本がんサポーティブケア学会　リンパ浮腫部会】

部 会 長	作田　裕美	大阪市立大学大学院看護学研究科
副部会長	小川　佳宏	医療法人リムズ徳島クリニック
部 会 員	新井　直子	帝京大学医療技術学部看護学科
	淡河恵津世	久留米大学病院放射線治療センター
	加藤るみ子	静岡県立静岡がんセンターリハビリテーション科
	高倉　保幸	埼玉医科大学保健医療学部理学療法学科
	村川由加理	大阪市立大学大学院看護学研究科
	山本　優一	北福島医療センターリハビリテーション科
	吉澤いづみ	東京慈恵会医科大学附属病院

特 典 動 画

本書の Web ページで特典動画を公開しています．あわせてご活用ください．

https://www.ishiyaku.co.jp/ebooks/731910/

Web ページへの接続方法

①パソコン：ブラウザを開いてアドレスバーに上の Web ページアドレスを入力してください．

②スマートフォン・タブレット：右の QR コードを読み込んで接続してください．

公開中の動画

1　弾性スリーブの着脱方法

2　弾性ストッキングの着脱方法（両脚タイプ）

3　上肢の弾性包帯の巻き方

4　下肢の弾性包帯の巻き方

この本をよく理解していただくために

　この本は，リンパ浮腫に悩む患者さんやリンパ浮腫という病気について詳しく知りたい方に，気軽に読んでいただけるようにわかりやすく各執筆者に書いていただきました．ただ医療関係者であれば毎日使うような言葉でも，読まれる方によっては耳慣れない医学用語がとても難しく感じてしまい，読み進める妨げになるかもしれません．

　たとえば「リンパ」という言葉は，街中で「リンパマッサージ」という看板をみかけたり，友人同士で「脚がむくむのはリンパの流れが悪いからじゃないの？」と会話したりと日常的によく使用されています．しかし「リンパ」が体のどこで作られてどのように流れ，どのような働きをしているのか理解できている方は少ないのではないでしょうか？そこでリンパ浮腫という病気を知るためには，まず「リンパとは何か？」や「浮腫とはどのような状態か？」といったことを理解していただく必要があります．

　ここでは，リンパ浮腫に関連している医学用語のうち，正常な体の構造や体内での働きに関する言葉をまとめて解説しました．この本を読む前や，読み進めているうちにわからない言葉がでてきたら，ここで確認してください．

1　体内の水分量

　私たちの体は，年齢や性別による違いはありますが，およそ60%が水分でできています（図1）．この体の中の水分のことを体液とよびます．また，人体はおよそ37兆個もの膨大な数の細胞から成り立っていますが，細胞の中にも体液（水分）は含まれていて，細胞の中の体液を細胞内液，細胞の外の体液をとびます．主な細胞外液は，血液中の水分である血漿（けっしょう）と，細胞と細胞の間を満たしている水分である組織間液（間質液ともいいます）ですが，そのほかリンパ液・脳脊髄液・消化液・関節液なども細胞外液に含まれます（図2）．

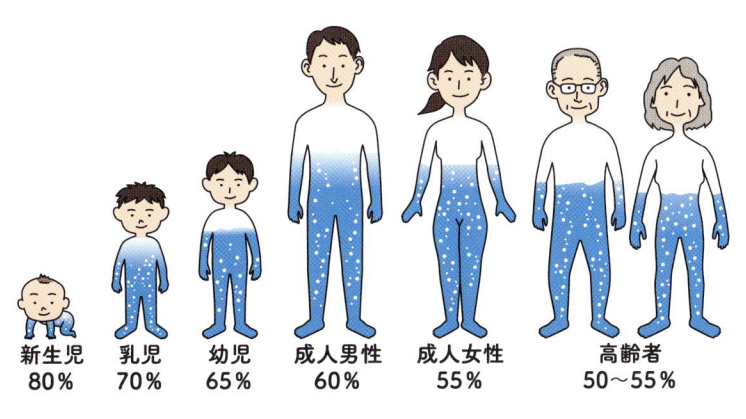

新生児　　乳児　　幼児　　成人男性　成人女性　　高齢者
80%　　 70%　　 65%　　 60%　　 55%　　 50〜55%

図1　体液量の年齢・性別差

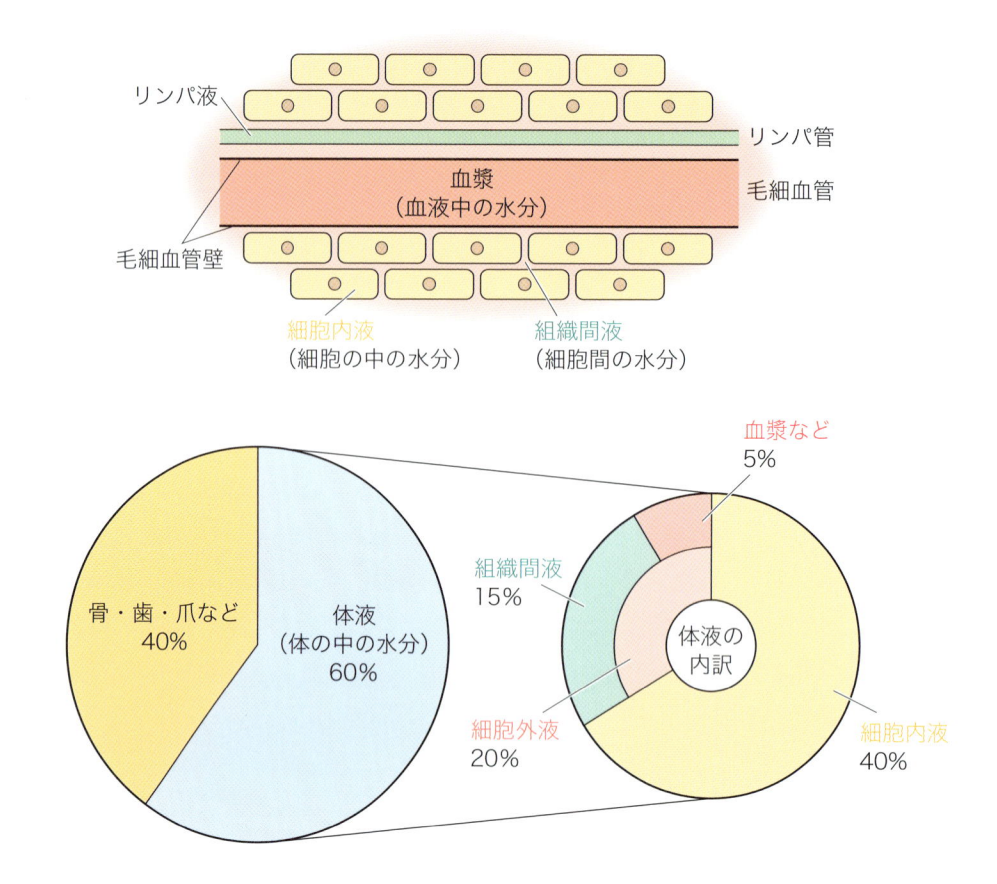

図2 体液の内訳

2 血液とリンパ液の循環

　循環とは,「ひとまわりして元の場所や状態に戻る」ことを繰り返すことです. 血液が心臓から送り出され全身をめぐって心臓に戻ることを**血液循環**, リンパ液がリンパ管で運ばれたのちに血液循環に合流し, その後再びリンパ液が作られることを**リンパ循環**と呼び, 二つをあわせて**体液循環**と呼びます (**図3**).

　リンパ浮腫は, がん手術などでリンパ液の循環が悪くなることが主な原因となって生じる病気ですので, リンパ浮腫という病気を理解するためには, 正常な血液やリンパ液の循環について理解しておくことが重要です.

1. 血液とは

　血液は体内の細胞が生きていく上で必要不可欠な体液であり, 血液量は男性で体重のおよそ約8%, 女性で約7%を占めます. たとえば体重が50kgの男性なら, 約4L (血液1L当たり約1kg) の血液量です. 血液は**血球（赤血球・白血球・血小板）**と

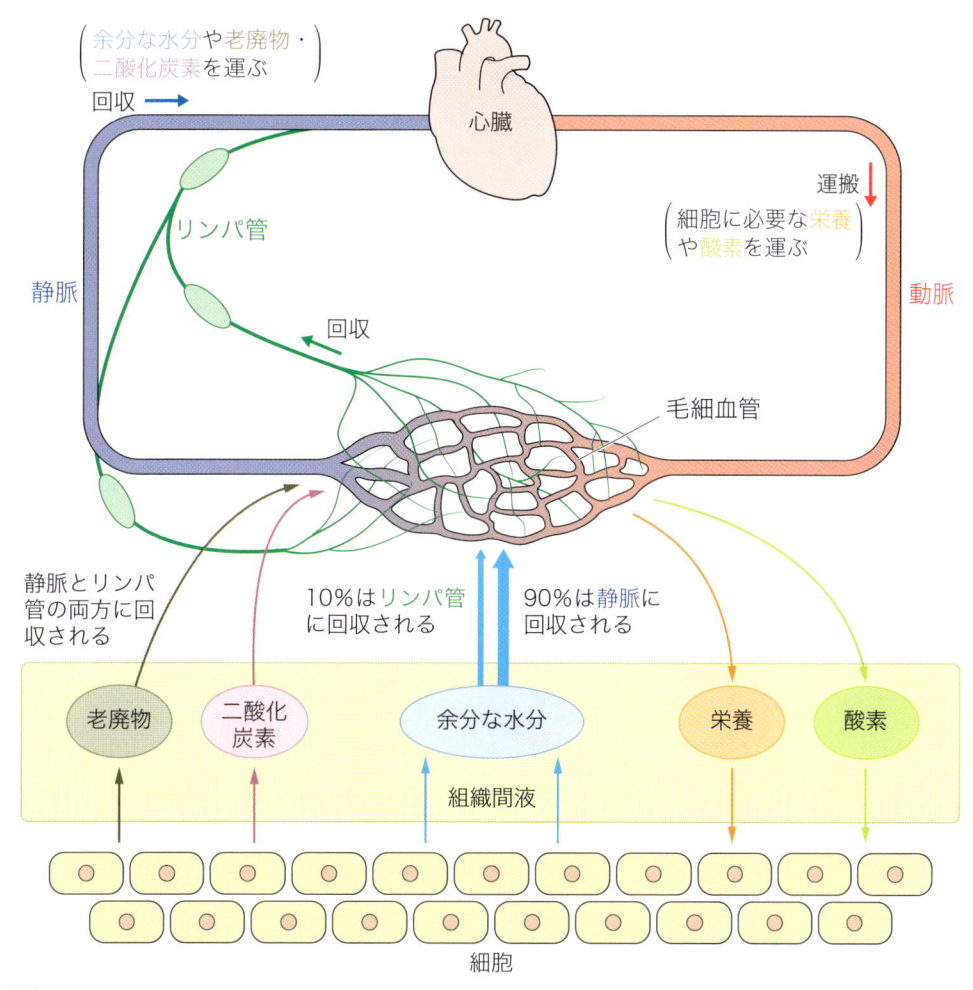

図3 全身の体液循環

血漿などからなり，その比率はおよそ 45％：55％ です．血漿の約 90％ は水分であり，血球とともに体の細胞が活動するために必要なものを運搬しています．

2．血液の循環

　血液を身体のすみずみに送る通路が血管であり，血管は動脈と静脈に分かれています．動脈は心臓から出て分岐を繰り返して次第に細くなりますが，静脈はその逆で始まりが最も細く，細い静脈が徐々に合流して心臓に流れ込むときに最も太くなります．動脈の終わりと静脈の始まりは毛細血管という非常に細い血管がつながっています（図3）．毛細血管の壁は薄く，動脈で運ばれてきた酸素や栄養分が血管の壁を通り抜けて周辺組織に配られます．血液中の血漿の一部も毛細血管から漏れ出し，組織間液になります．また，毛細血管では，過剰な組織間液や細胞が出した二酸化炭素・老廃物を取り込み，静脈血の血漿となって，心臓へ戻ります．

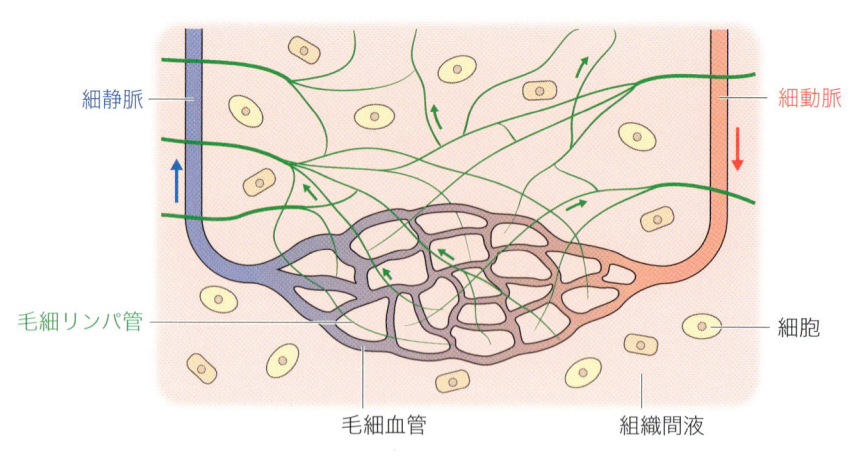

細静脈

細動脈

毛細リンパ管

細胞

毛細血管　　　　組織間液

図4　血液・リンパ液と組織間液の関係

　また血球の中では，細菌やウイルスの感染を防ぐ白血球だけが，毛細血管壁から組織間液内に出てきます（正常な状態では，赤血球や血小板が毛細血管から漏れ出すことはありません）．赤血球は酸素を運びます．血小板は血管が傷ついて出血したときに止血する働きをします．

3．組織間液とは

　全身にある細胞同士や毛細血管とのすき間は水分で満たされていて，酸素と二酸化炭素の交換や栄養分と老廃物の交換を仲介しています．この水分が組織間液です．プールの水は循環してきれいに保たれますが，組織間液も同じように常に入れ替わっています．

　過剰になってあふれた組織間液の90％程度は再び毛細血管に戻り，残りの10％程度はリンパ管の始まり部分である毛細リンパ管で吸収されてリンパ液となり，心臓へ戻っていきます（図3，4）．毛細血管とリンパ管の働きが正常で，組織間液の量が一

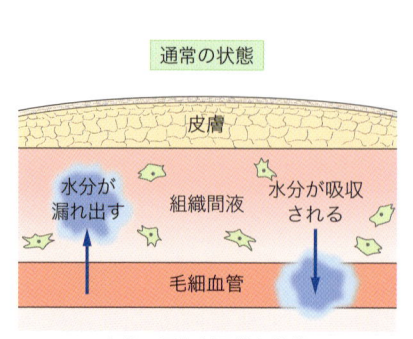

通常の状態

皮膚

水分が漏れ出す

組織間液

水分が吸収される

毛細血管

水分の回収が正常な状態

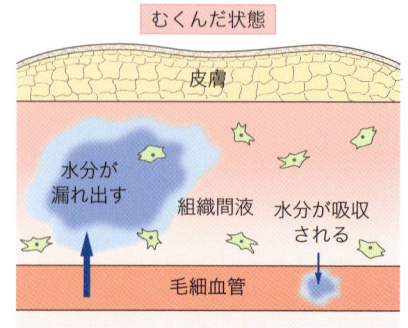

むくんだ状態

皮膚

水分が漏れ出す

組織間液

水分が吸収される

毛細血管

水分を回収する能力が低下し，過剰な水分がたまっている状態

図5　組織間液のバランス

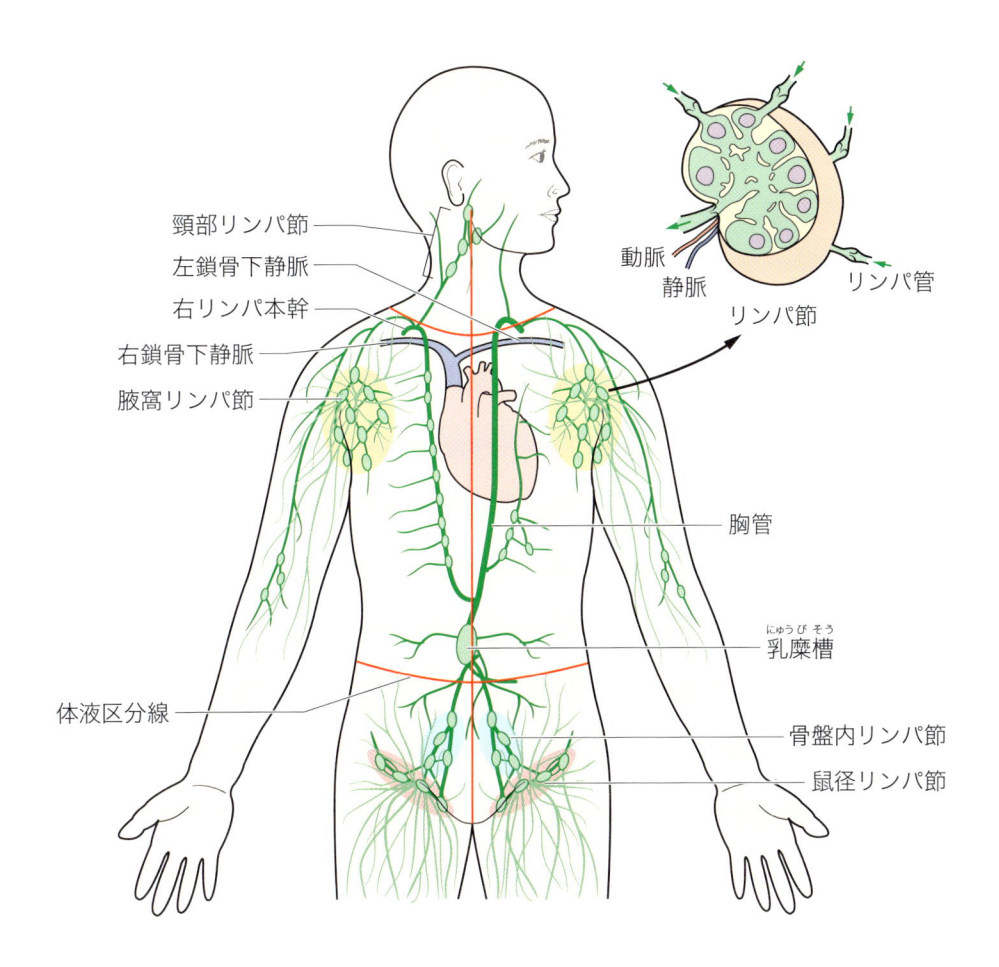

頸部リンパ節
左鎖骨下静脈
右リンパ本幹
右鎖骨下静脈
腋窩リンパ節

動脈
静脈
リンパ節
リンパ管

胸管

乳糜槽

体液区分線

骨盤内リンパ節
鼠径リンパ節

図6　リンパ管とリンパ節

定であればむくみませんが，毛細血管（動脈）から漏れ出す水分の量が多かったり，毛細血管（静脈）とリンパ管に取り込まれる水分の量が少なかったりとバランスが崩れることで組織間液の量が増加するとむくみます（図5）．

4．リンパ管とは

　リンパ管はリンパ液を運ぶ管です．「植物の根」のように皮膚と真皮や皮下組織内にすき間なく網目状に広がっている毛細リンパ管で組織間液を吸収して，リンパ液を作っています（図4, 6）．

　リンパ管周囲の組織間液が多くなると組織間液を吸い込んで，むくまないように調整しています．リンパ管も静脈と同じように重力に逆らって流れるため逆流を防ぐ弁があり，正常に機能していれば，リンパ液が逆流することはありません．

5．リンパ液とは

　毛細リンパ管で取り込まれた組織間液がリンパ液となりますので，両者の成分はほぼ同じです．また，タンパク質や白血球，ウイルス・細菌などの異物など（がん組織の近くではがん細胞もリンパ管内に入ります）も同時に取り込まれます．

　リンパ液は無色または淡い黄色をした透明な液体ですが，リンパ節を通過すると細胞成分（特にリンパ球）を多く含むようになり，おなかの中で腸からのリンパ管と合流すると，小腸で吸収した脂肪分も含まれるため白く濁って乳糜（にゅうび）と呼ばれます．

　リンパ管内には血小板や血液を固めてしまう物質（凝固因子）はありませんのでリンパ管内でリンパ液は固まりません．

6．リンパ節とは

　リンパ節は，運びこまれたリンパ液に混入している異物（細菌やがん細胞など）が血液に入り全身に循環してしまう前にチェックし，免疫系を活性化して全身に広がらないように食い止める関所のような機能を持っています（図6）.

7．リンパ液の循環

　リンパ管は皮膚表面に近い毛細リンパ管同士が合流して徐々に太くなり，皮下組織の深くにある太い集合リンパ管となります．頭頸部・腕・脚などの集合リンパ管は，それぞれ頸部（けいぶ）リンパ節・腋窩（えきか）リンパ節・鼠径（そけい）リンパ節に入ります．これら体の表面のリンパ管を表在リンパ管と呼びます（図6）．また，体の真ん中で左右に，鎖骨・へその高さで上下に表在リンパ管の流れが分かれる境界線があり，体液区分線（リンパ分水嶺（ぶんすいれい））と呼ばれます（図6の赤のライン）．この境界線があるため，右腕・右胸のリンパ液は右腋窩リンパ節に，左脚・左下腹部のリンパ液は左鼠径リンパ節に流れ込みます．各リンパ節以降のリンパ管は深部リンパ管と呼ばれます．

　鼠径リンパ節を経由してさらに太くなったリンパ管は，骨盤の中で左右が合流し，さらに腸からのリンパ管も合流して胸管となり，左頸部・腋窩リンパ節を経由したリンパ管と一緒に左鎖骨裏側にある左鎖骨下静脈でリンパ液は血液に合流します．

　右胸部からのリンパ液は右リンパ本幹で運ばれ，右頸部・腋窩リンパ節を経由したリンパ管と一緒に右鎖骨裏側にある右鎖骨下静脈に合流します（図6）.

　このようにリンパ管は動脈や静脈と違って直接心臓につながっているわけではなく，リンパ液の循環は血液循環とはまったく異なっていることがわかっていただけると思います．

表 1　静脈とリンパ管の類似点・相違点

類似点	・異常があると心臓に水分が戻りにくくなり腕や脚がむくみます． ・重力に逆らって流れるため逆流防止弁があります．
相違点	・静脈は筋肉運動がポンプとなって血液を送りますが，リンパ管は胃や腸のように 　リンパ管自体が収縮運動を行いリンパ液を送ります． ・静脈内は固まりやすい血液が流れ，リンパ管内は固まらないリンパ液が流れます．

8．静脈とリンパ管の違い

　静脈とリンパ管は，水分や体の各所で生じた老廃物などを回収して運搬するという役割を果たしているという面ではよく似ています．反対に，静脈は筋肉を使うことで血液を流すのに対して，リンパ管はみずから縮んだり，膨らんだりすることでリンパ液を運ぶ点などは異なります（表 1）．

　組織間液の 90%は静脈によって取り込まれ，心臓まで運ばれていきます．静脈は，筋肉を使わなければ流れてくれないことと運んでいる水分の量から考えると，冒頭に書いた「脚がむくむのはリンパの流れが悪いからじゃないの？」ということではなく，「座っている時間が長いなどで脚を下げている時間が長く，静脈血の戻りが悪くなっている」ことが原因です．

3　皮膚の構造

　皮膚は表皮・真皮・皮下組織から構成されています（図 7）．

1．表　皮

　表皮は皮膚の最も表層にあり外敵の侵入を防ぐバリアの働きをします．表皮細胞は真皮に近い方から，基底層・有棘層・顆粒層・角質層へと変化しながら表層に移動し，寿命が来るとはがれ落ちます．

2．真　皮

　真皮は表皮との境にあるでこぼこした乳頭層（真皮乳頭）と，その下の網状層に分けられます．網状層は線維組織が網目状に分布し皮膚に強さを与えています．他に線維組織をつくる元となる線維芽細胞や，免疫機能や炎症などに関係する細胞が数多く存在します．また，神経は表皮まで到達しますが，毛細血管やリンパ管は真皮内までしか存在しません．真皮には毛根があり汗を分泌するエクリン腺とアポクリン腺があります．

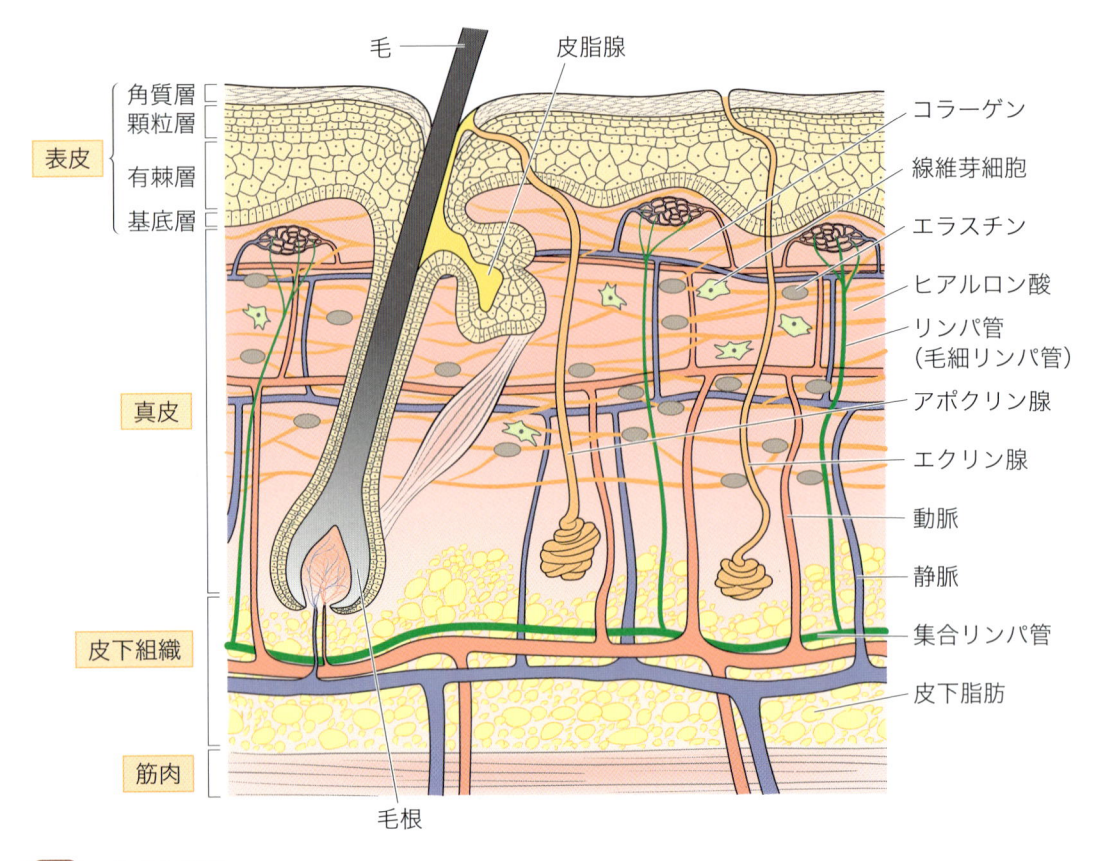

図7 皮膚の構造

3．皮下組織

　皮下組織は皮膚と筋膜をつなぐ部分で，真皮と比較すると密度が低い結合組織でつくられています．また皮下脂肪と呼ばれる脂肪の組織が多く含まれており，栄養の貯蔵や体の保温をする機能を持ちます．

4．結合組織

　結合組織というのは，ある組織と別の組織をつなぐ働きをします．たとえば皮膚と筋肉をつなぐ皮下組織がそうですし，血管や神経なども結合組織に覆われて皮下組織内に固定されています．結合組織の大部分が線維組織です．皮膚に関連する線維組織は膠原線維と弾性線維であり，両者ともに線維芽細胞から作られています．膠原線維は結合組織の中で最も重要で多く存在し，引っ張られても伸びにくい性質で，主成分はコラーゲンです．弾性線維は伸縮性に富み，容易に伸びて元にもどるゴムやばねのような性質で，主成分はエラスチンというタンパク質です．

注）本文中の図表は，111 ページの参考文献等を参考にリンパ浮腫部会で作成しました．

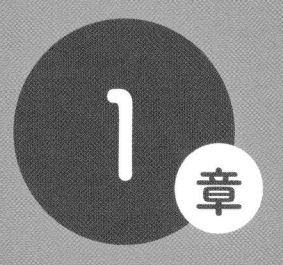

リンパ浮腫とは

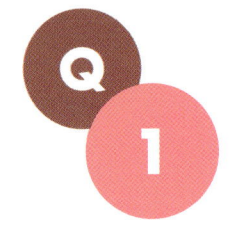

リンパ浮腫とはどのような病気でしょうか

A

リンパ浮腫とは，がんの治療などでリンパ管やリンパ節が傷つけられて，運べなくなったリンパ液が腕や脚にたまってむくむ病気です．また生まれつきリンパ管の発育が悪くても，同じようにむくむことがあります．傷ついたリンパ管を正常に戻すことはできないため，いったんリンパ浮腫になると元の状態に戻すことは困難です．しかし，病気について正しく理解して発症早期からセルフケア（自分で自分のむくみを管理すること）を行うことで，症状の悪化を防ぐことができます．

解説 1 なぜリンパ浮腫になるのか

健康な人でも下腿（ひざから足首までの部分）や足の甲が夕方になると徐々にむくみ靴下のあとが残るという経験をすることがあります．また，腰痛や関節痛がある高齢者は，あまり動かずいすに座って過ごすことが多いため，両脚の下腿から足の甲にかけてむくみやすくなります．このようなむくみがなぜ現れるのかについて説明します．

1．体内の過剰な組織間液

浮腫は静脈とリンパ管のどちらか一方，もしくは両方に異常がある場合に，体内の水分（組織間液）が過剰になることで生じます（4ページ参照）．
また，むくみにつながりやすいのは，流れる量が圧倒的に多い静脈に異常がみられた場合です．

2．浮腫の原因と代表的な病気

浮腫はむくんでいる部分に組織間液が増加した状態であって，腕や脚だけではなく，まぶたや腸管など全身のどの部位にもみられる可能性があります．組織間液が増加する原因は，毛細血管からの「水分（血漿）の漏れ出しが増加」もしくは毛細血管の「水分（組織間液）の再吸収量が低下」するか，リンパ管の「組織間液の吸収量」や「リンパ液の運搬量」が低下することです．

表 1-1 浮腫の種類と浮腫を生じる病気

	浮腫の種類	病　名
全身性浮腫	心性浮腫：心臓の病気による浮腫	心筋梗塞，心臓弁膜症，心筋症，心不全
	肝性浮腫：肝臓の病気による浮腫	肝硬変，急性肝炎
	腎性浮腫：腎臓の病気による浮腫	腎不全，腎炎，ネフローゼ症候群
	内分泌性浮腫：甲状腺の異常などによる浮腫	甲状腺機能亢進症，甲状腺機能低下症，クッシング症候群
	栄養障害性浮腫：栄養の障害による浮腫	タンパク漏出性胃腸症
	薬剤性浮腫：薬の副作用による浮腫	抗がん剤，避妊薬など
	その他	特発性浮腫
局所性浮腫	静脈性浮腫：静脈の異常による浮腫	静脈瘤，深部静脈血栓症
	リンパ浮腫：リンパ管の異常による浮腫	**原発性（一次性）リンパ浮腫，続発性（二次性）リンパ浮腫**
	炎症性浮腫：血管炎，アレルギー，炎症などによる浮腫	蜂窩織炎など
	その他	がんの進行，リウマチ，膠原病，妊娠性浮腫，脂肪性浮腫，廃用症候群

3．全身性浮腫と局所性浮腫

　毛細血管からの水分（血漿）の漏れ出しが増えたり再吸収が減ったりする病気を表 1-1 にまとめましたが，どこがむくんでいるのかによって全身性浮腫と局所性浮腫に分けています．全身がむくむ可能性がある病気は，心不全や肝硬変が代表的です．下肢（両脚のこと）だけなど局所的にむくむのは，いすに座る時間が長く下腿に静脈血がたまりやすい高齢者の「廃用症候群」が最も多く，静脈瘤や静脈血栓症も含めて下肢の静脈圧が上昇した静脈性浮腫が中心です．表 1-1 の病気以外の原因でリンパ管だけの異常による局所性浮腫が「リンパ浮腫」です．

4．リンパ管の働きとリンパ浮腫の特徴

　リンパ管が正常に働いている状態で生じたむくみでは，夕方むくんでいても安静に寝るだけで朝にはむくみが解消していることがほとんどです．これに対して，リンパ管の働きが悪いリンパ浮腫の患肢では，発症の早期では水分（組織間液）が中心で患肢からも移動しやすいのですが，徐々に水分以外のたんぱく質や線維組織，脂肪組織も増加するため，慢性化すると朝になってもむくみ

が改善しなくなります．また，体に侵入した細菌をリンパ節で殺菌するはずの白血球が，リンパ節まで運搬されにくくなるため，細菌感染に対抗できず蜂窩織炎（Q3, Q30 参照）を発症しやすくなります．外傷や捻挫などで内出血すると，皮下組織に漏れ出した赤血球をリンパ管が運搬できずリンパ浮腫が悪化します．リンパ浮腫は，一般的なむくみとは異なった原因でむくみ始めて徐々に進行するため，普通のむくみとは違って皮膚や皮下組織に特徴的な症状がみられます（Q3 参照）．

2 リンパ浮腫の分類

1．原因による分類

　リンパ浮腫は，続発性（二次性）リンパ浮腫と原発性（一次性）リンパ浮腫に分けられます．

　続発性リンパ浮腫は，それまでは正常に働いていたリンパ管やリンパ節が，がんの手術などによって傷ついてリンパ液を運搬できなくなるために発症します（表 1-2）．リンパ浮腫全体のうち，そのほとんどが続発性リンパ浮腫に相当することもあって，単に「リンパ浮腫」といった場合は「続発性リンパ浮腫」のことを指している場合もあります（本書でも，単に「リンパ浮腫」と表記している場合は，「続発性リンパ浮腫」のことを指します）．

表 1-2　続発性リンパ浮腫の原因

リンパ節郭清
放射線治療
化学療法（抗がん剤治療）
がんの進行
広範囲の外傷（交通事故や労災事故など）　ほか

表 1-3　原発性リンパ浮腫の原因

リンパ管の異常（低形成・無形成・過形成）
リンパ節の異常（低形成・無形成）
細菌感染症などによるリンパ管・リンパ節の線維化
静脈も含めた脈管系の形成異常
肥満（脂肪性浮腫）
遺伝子の異常　ほか

表 1-4　リンパ浮腫の分類

症状別の一般的分類	国際的な病期分類	症　状	保険診療上の区分
—	0 期	リンパ管に損傷はあるが，まだ臨床的にリンパ浮腫を発症していない	保険適用外
軽　度	Ⅰ期	夕方になるとむくむ程度のリンパ浮腫 患肢を挙上する（体より高い位置にあげる）ことで浮腫は改善する 柔らかさを保っており，圧迫痕が残ることもある	重症例以外
中等度	Ⅱ期	患肢の挙上や安静だけでは浮腫が改善しなくなり，圧迫痕がはっきりする	
重　度	Ⅱ期後期	過度の脂肪蓄積や組織の線維化が見られ，圧迫痕が見られなくなる	重症例
	Ⅲ期	皮膚の合併症を伴ったリンパ浮腫 リンパ小疱・リンパ漏・象皮症など	

　原発性リンパ浮腫は，続発性リンパ浮腫の原因とは明らかに異なる理由で生じるリンパ浮腫のことで，生まれつきリンパ管に異常があることなどが原因です（表 1-3）.

　リンパ管やリンパ節の発育が悪い，リンパ管の働きが悪いといっても，生まれつきの異常だけではなく，日常生活での炎症や脂肪の増加，妊娠・出産なども関係しています．発症年齢により先天性（1 歳頃までに発症），早発性（1〜35 歳に発症），晩発性（36 歳以上で発症）に分けられます.

　長い間，原因がはっきりせず診断も難しかった原発性リンパ浮腫ですが，2018 年には診断基準が示されるようになりました（Q5 参照）.

2．病期分類（進行度分類）

　リンパ浮腫は症状によって表 1-4 のように分類されています．「病期」という言葉が聞き慣れないかもしれませんが，**病期とは症状の進行を表した分類**になります．リンパ浮腫の病期は，リンパ浮腫を発症していない 0 期から最も症状の重いⅢ期までに分けられていて，このうち**Ⅱ期後期以上は重症リンパ浮腫**と判断されます.

3 リンパ浮腫の発症数・発症率

1. 原発性リンパ浮腫の発症数・発症率

　平成 21（2009）年に厚生労働省によって行われた原発性リンパ浮腫の全国調査では，患者数は 3,595 名とされており，性別では女性が 70％を占め，発症年齢は 30 歳代までが多くを占めています[1]．ただし，原発性リンパ浮腫という診断が適切でない患者さんが含まれている可能性もあり，正確な患者数の把握は難しいのが現状です．なお，診療上の経験から言えば，上肢（両腕のこと）の原発性リンパ浮腫は非常に少なく，上記の患者数もそのほとんどは下肢の原発性リンパ浮腫が占めていると思われます．

2. 続発性リンパ浮腫の発症数・発症率

　続発性リンパ浮腫に関連した全国調査は少なく，患者数は各がんの患者数とがん治療後のリンパ浮腫の発症率から推測するしかありませんが，患者数は 10 万人以上と推測されています[2]．各がんの治療後のリンパ浮腫の発症率も正確に把握されているわけではありませんが，乳がんが 20％程度[3]，婦人科がん（子宮がん，卵巣がんなど）も 20％前後とされています[4]．このように女性特有のがんと関連が強いため，続発性リンパ浮腫の患者さんは 80％以上が女性です．

　ただ乳がんの手術で「センチネルリンパ節生検」が主流になったり，婦人科で「腹腔鏡手術」が増加したり，泌尿器科で「ロボット支援手術」が保険適用になるなど，がんの手術方法は日々進歩しており，体への負担が少ない手術が増えていますので，今後リンパ浮腫の発症率は低下するかもしれません．

　また，続発性リンパ浮腫は治療後 3 年以内に発症することが多いため[5]，がん手術（特にリンパ節郭清を伴う手術）を受けた患者さんには，発症前からリンパ浮腫という病気について説明して理解してもらうことが大切です．

Q 2 リンパ浮腫の原因は何でしょうか

A

がんの手術などによって，それまでは正常であったリンパ管やリンパ節が傷つき，リンパ液の流れが悪くなるとリンパ浮腫を発症することがあります．手術に限らず，放射線治療や抗がん剤治療が原因になることもあります．

*Q1 の表 1-2 にあげた続発性リンパ浮腫の原因について解説します．

解説 ● 1 リンパ節郭清

がん手術では，がんの進行程度によって，がん腫瘍と一緒にがんが転移している可能性がある周囲のリンパ節を切除することがあります．このような手術をリンパ節郭清といいます．

リンパ浮腫の原因となりやすいのは，腋窩リンパ節（腋窩はわきの下のこと）・骨盤内リンパ節，鼠径リンパ節（鼠径部は脚の付け根の部分のこと）の郭清手術です．手術によってリンパ管やリンパ節が切除されると，腕や脚のリンパ液の流れが悪くなるためにリンパ浮腫を発症しやすくなります．

表在リンパ管には体液区分線という境界線があるため（5 ページ図 6 参照），右腋窩リンパ節を郭清すると，右腕や右胸にリンパ浮腫を発症する可能性があります．骨盤内リンパ節を郭清すると両脚や下腹部・陰部にリンパ浮腫を発症する可能性があります．左鼠径リンパ節を郭清すると，左脚や左下腹部にリンパ浮腫を発症することがあります．

がんが広範囲に広がっているとリンパ節郭清の範囲も広くなり，切除されるリンパ節の個数も多くなるため，リンパ浮腫の発症率が上昇し，発症後の症状も重くなる可能性が高まります．

1．上肢のリンパ浮腫とリンパ節郭清

腋窩リンパ節を郭清すると手術した側の腕にリンパ浮腫を発症する可能性があります．腋窩リンパ節郭清は，乳がんや悪性黒色腫などの手術と同時に行われますが，この手術を受ける患者さんは乳がんが圧倒的に多いため，ここでは乳がん治療について解説します．

現在の乳がん手術では，腋窩リンパ節郭清の必要性を検討するため，乳房内のがん細胞が最初に転移するとされているセンチネルリンパ節を摘出し，がん

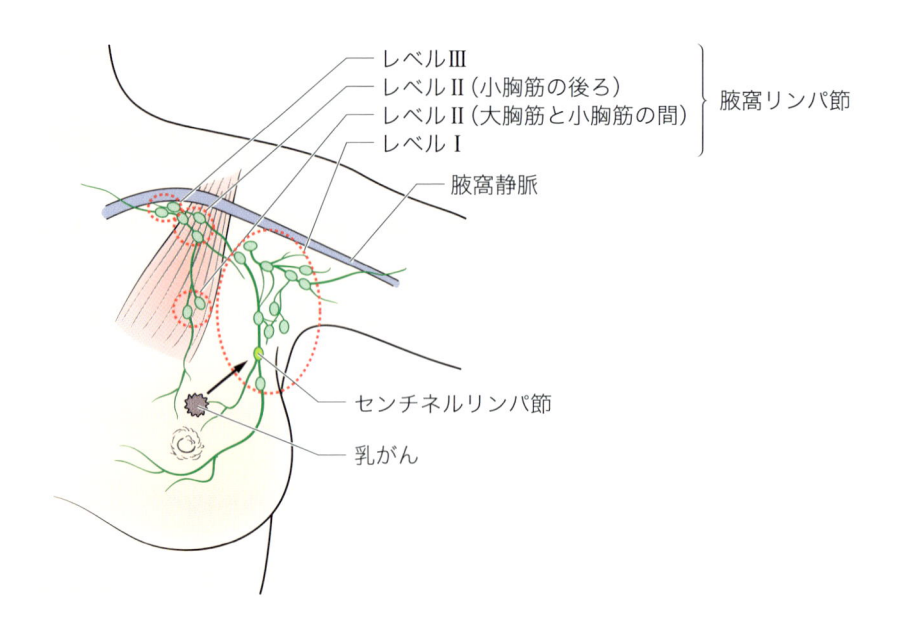

図 1-1　乳がん手術とリンパ節郭清

センチネルリンパ節生検：手術の最初にセンチネルリンパ節を摘出して病理検査で転移の有無を確認します．

腋窩リンパ節郭清：腫瘍の大きさや術前リンパ節転移が確認できれば郭清しますが，がんの広がりにより郭清範囲（レベルⅠ～Ⅲ）も広がります．

細胞の有無を検査するセンチネルリンパ節生検を行うことが一般的になっています（図 1-1）．この検査で転移がなければ腋窩リンパ節郭清の必要はなく，センチネルリンパ節生検が普及したことがリンパ浮腫発症率の低下にもつながっています．

　手術前からリンパ節への転移が確認されていたり，センチネルリンパ節生検でリンパ節への転移が確認された場合，必要に応じて，腋窩リンパ節を郭清します（図 1-1）．多くはレベルⅠの範囲で郭清しますが，腫瘍の大きさや転移が確認されたリンパ節の範囲によって，郭清範囲はレベルⅡ・Ⅲと広がり，広範囲に郭清するとその分リンパ浮腫の発症率は上がります．

2．下肢のリンパ浮腫とリンパ節郭清

　婦人科がん（子宮がん，卵巣がんなど），泌尿器科がん（前立腺がんなど），消化器がん（直腸がんなど）などでは，がん腫瘍とともに左右両側の骨盤内リンパ節を郭清するため，両脚・陰部など下半身全体にリンパ浮腫を発症する可能性があります（図 1-2）．下肢の悪性黒色腫や筋肉・骨の悪性腫瘍などでは，皮膚や筋肉の切除とともに病巣側の鼠径リンパ節を郭清するため，郭清した側の脚にリンパ浮腫を発症する可能性があります．

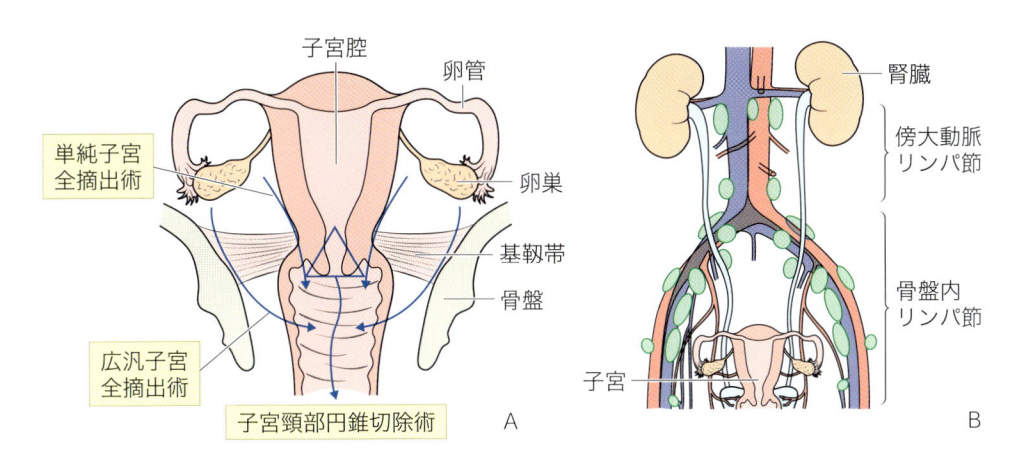

図 1-2　子宮がん手術とリンパ節郭清

Ａ：子宮がんの切除・摘出範囲．子宮がんの広がりにより手術の範囲が異なります．

子宮頸部円錐切除術：子宮頸部のみの早期がんで行われます．

単純子宮全摘出術：子宮内の早期がんで行われます．

広汎子宮全摘出術：子宮がんで行われる標準的な摘出範囲です．

Ｂ：子宮がんのリンパ節郭清範囲．一般的に子宮がんでは骨盤内リンパ節を郭清しますが，必要に応じて傍大動脈リンパ節まで郭清することがあります．

　　下肢は上肢と比較して重力の影響が大きく，元々むくみやすいため，下肢のリンパ浮腫は発症率が高く悪化しやすい傾向があります．

② 放射線治療

　放射線治療だけでリンパ浮腫を発症することもありますが，多くはありません．リンパ節郭清を伴うがんの手術後に放射線治療も行われるとリンパ浮腫が発症しやすく，また発症後も回復しにくくなります．

　放射線治療による障害は，早い時期に起こるもの（早期障害）と時間が経ってから起こるもの（晩期障害）があります．早期障害は放射線を照射した周囲組織の腫れなど一過性の症状で回復する可能性がありますが，晩期障害では皮膚や皮下組織が萎縮したり，線維化（硬くなる現象）が起こるため回復が難しくなります．また，放射線治療は回数を分けて行いますが，1回に照射する放射線量が多いと晩期障害が起こりやすくなります．

　放射線治療がリンパ管自体に影響することは少なく，リンパ管の太さや働きは保たれます．放射線治療後早期には，リンパ管を含んだ皮下組織の再生や炎症に対する反応に遅れがみられます．その後時間の経過とともにリンパ管の周囲組織が線維化して硬くなってリンパ管を圧迫するため，リンパ管は押しつぶされて流れが悪くなりリンパ浮腫が発症しやすくなります．一方，リンパ節は放射線治療の影響を受けやすく，リンパ節に放射線が照射されると，リンパ節

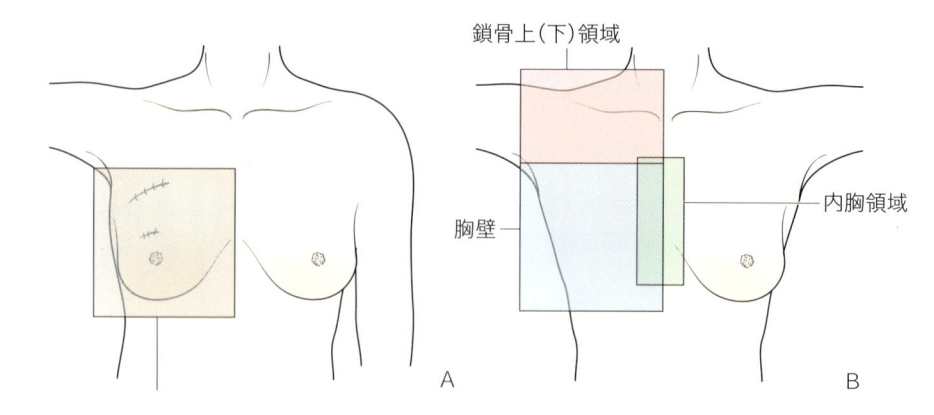

鎖骨上(下)領域

胸壁

内胸領域

A   B

図 1-3 **乳がん術後に放射線を照射する部位**
A：乳房温存術後に照射する部位　　B：乳房切除術・リンパ節郭清後に照射する部位

は萎縮して小さくなってしまいます．

　がんの放射線治療により血管内の細胞に障害が起こり，微小血管（細動脈・細静脈・毛細血管）が細くなる，詰まってしまうなどの影響が生じて血行障害が起こります．このことによって静脈の血行障害による浮腫が生じることがありますが，リンパ浮腫と区別して診断することは難しいとされています．

　放射線治療後の皮膚はドライスキンになるため，治療後早期より保湿を適宜開始し，継続することが大切です．放射線治療によって硬くなりやすい皮下組織を保湿することにより，リンパや血液の流れが改善する可能性があります．

1. 上肢のリンパ浮腫と放射線治療

　乳がん手術に放射線治療を加える必要があるときには，乳がんの進行程度や腋窩リンパ節郭清の郭清範囲によって治療の影響も異なります（図 1-3）．乳房温存術であれば放射線治療を行っても皮下組織が硬くなる変化は軽度ですが，乳房切除術を行った場合は皮膚が硬くなりやすく，郭清範囲も広いため血液やリンパ液の流れも悪くなり，腕のリンパ浮腫を発症しやすくなります．

2. 下肢のリンパ浮腫と放射線治療

　婦人科がんの場合，早期の子宮頸がんであれば摘出手術をせずに放射線治療だけが行われることがありますが，子宮・付属器（卵巣と卵管を合わせた名称）の切除後に再発のリスクが高い患者さんに対しては骨盤部に放射線治療を行うことがあり（図 1-4），全骨盤照射を行うと脚のリンパ浮腫が発症しやすくなります．子宮がんの手術後に放射線治療を併用した場合のリンパ浮腫の発症率は約30％になります[6,7]．

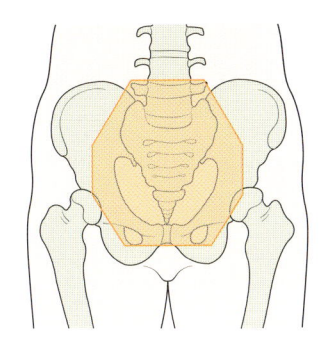

図 1-4 骨盤内に照射する部位
子宮がんなど骨盤内のがんを切除した
後に照射する部位（黄色枠の部分）

③ 化学療法（抗がん剤治療）

　リンパ節郭清によってリンパ液の流れが悪くなったところに，化学療法の副作用による浮腫が加わることが，リンパ浮腫を発症するきっかけになります．ただし，化学療法の副作用などで全身や腕・脚に浮腫がみられることがありますが，その全てがリンパ浮腫というわけではなく，薬物の副作用による浮腫の場合もあり，この場合は 6 カ月程度で収まることがあります（Q28 参照）．

　それぞれの抗がん剤には独自の副作用があるため，十分に理解して治療を受けることが大切です．

　一般的に抗がん剤を使用すると血管に障害が起こる率が高くなります．これは，抗がん剤だけでなく副作用が少ないとされる分子標的治療薬でも起こります．これらの薬剤は，血管の内側にある細胞（血管内皮細胞）を障害することにより，腫瘍に栄養分を与えている微小血管をつぶしますが，正常な血管にも影響を及ぼしてしまいます．比較的大きな血管には影響が少ないものの細い血管には影響が出やすく，結果として浮腫が発症しやすくなります．

　リンパ浮腫の原因になりやすいのは，乳がん・子宮がんなどの婦人科がんによく用いられるタキサン系抗がん剤です．この薬剤は毛細血管から血漿の漏れ出しを増やし，組織間液を過剰に増加させてリンパ浮腫を発症させやすくし，リンパ浮腫の発症率が約 2 倍になるとされています[8]．

④ その他の原因

　がんが進行してリンパ管内にがん細胞が充満すると，リンパ液が流れなくなりリンパ浮腫を発症します．また，がん自体やがんが転移したリンパ節が大きくなり，周囲のリンパ管や静脈を押しつぶしてしまうと，リンパ液とともに静脈血の流れも悪くなり，リンパ浮腫と同じような浮腫がみられます．

　交通事故などでは，広範囲に筋肉や皮膚・皮下組織を欠損することがあります．その際に損傷した部位とともに広範囲のリンパ管を切断してしまうため，リンパ液の流れが滞ってしまい，リンパ浮腫を発症することがあります．

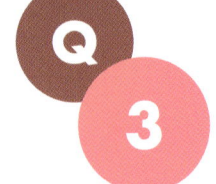

Q 3 リンパ浮腫を発症するとどんなことに困りますか

A

　リンパ浮腫は女性に多い病気ですので，腕や脚が太くなり左右差が大きくなると，今まで着用していた服が合わずサイズを大きくして，むくんだ腕や脚が目立たないデザインにする工夫が必要になります．また指までむくむと握りにくくなったり，ひざが曲げづらく，しゃがみにくくなるなど日常生活に影響が生じます．リンパ浮腫と上手に付き合うためには，むくみを改善させるだけではなく，皮膚の合併症を防ぐなど，毎日のセルフケア（Q10 参照）を続ける必要があります．

解説 ① 外見上の問題

　リンパ浮腫でまず困る症状は，むくみによる腕や脚の太さの変化です．朝に起床したあとは，体内の水分は徐々に腕や脚の指先方向に移動するため，弾性着衣（弾性ストッキング・スリーブ・グローブ）（Q16 参照）で圧迫しなければ前腕や手の甲，下腿や足の甲のむくみが悪化してしまいます．弾性着衣を暑い夏でも着用することや，外出する際の外見上の問題からも精神的な負担が大きくなります．図1-5 のように重症化してから治療を開始した場合，セルフ

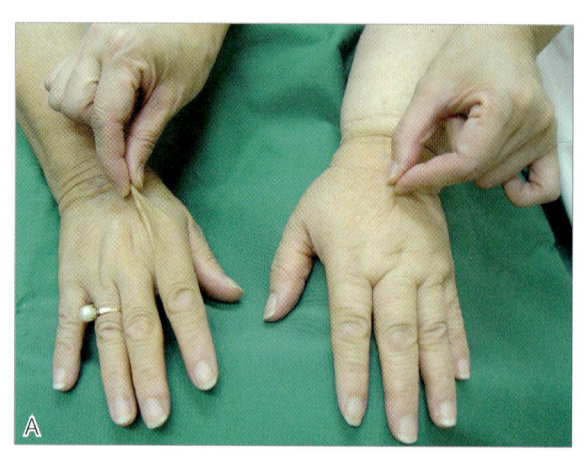
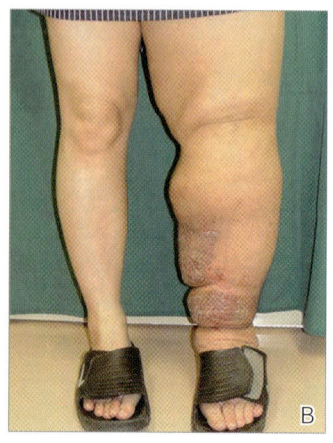

図1-5　**重症リンパ浮腫**（病期分類Ⅲ期）

Ａ：上肢．左腕（写真右）の患肢では皮膚が硬く張った状態となり，つまみにくくなります．

Ｂ：下肢．重症化したリンパ浮腫では両脚の太さに著しい差がみられることも多くなります．リンパ漏などの皮膚の合併症もみられます．

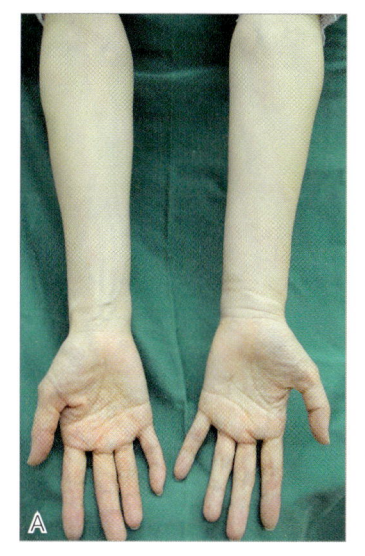
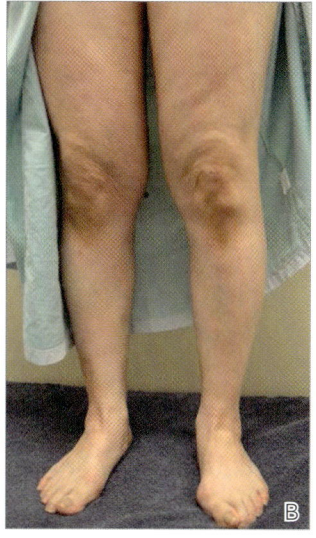

図 1-6　軽症リンパ浮腫（病期分類Ⅰ期）
A：左乳がん手術後に生じた左上肢リンパ浮腫（写真右が患肢）
B：子宮頸がん手術後に生じた両下肢（大腿）リンパ浮腫

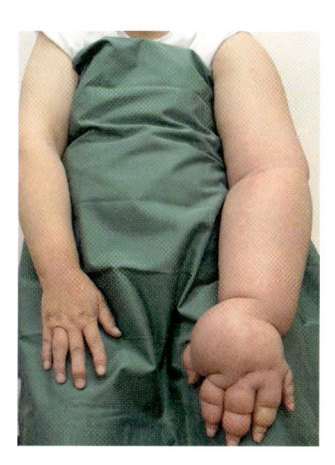

図 1-7　リンパ浮腫による拘縮

リンパ浮腫が重症になると関節を十分動かさなくなるため，肩・ひじ・手首・指やひざ・足首などの動く範囲が狭くなる拘縮という状態になることもあります．リンパ浮腫の治療は圧迫とともに運動することが重要です．

ケアだけで元のように改善させることは難しく，洋服選びにも困るようになります．図 1-6 のように左右の差が大きくない軽症の状態から治療を開始して悪化させないようにすることがとても重要です．

② 関節の動きの問題

　腕や脚の関節にむくみが強くなると，曲げる・伸ばすという関節の運動が難しくなります．特に皮膚の表面が硬くなってしまうと「皮膚のつっぱり感」が不快で関節を十分に曲げる動作が少なくなり，徐々に関節本来の運動範囲が狭くなってしまう拘縮（関節拘縮）という状態になることがあります（図 1-7）．

表1-5 リンパ浮腫の合併症

	患肢の炎症			
	蜂窩織炎	丹毒	リンパ管炎	急性皮膚炎
合併症				
症状・治療方法	皮下組織に生じた細菌感染です。細菌の感染源については不明なこともありますが、外傷や鍼灸治療が原因となることもあります。水虫などの感染症には注意が必要す。治療は抗生物質を使用します。	蜂窩織炎と同じく、細菌感染ですが、炎症が皮膚表面に生じているため、皮膚が盛り上がったようになります。原因や治療は蜂窩織炎と同様です。	細菌感染による炎症がリンパ管にも及んだ状態です。特徴はリンパ管に沿って赤いすじ状に炎症が広がることです。原因や治療法は蜂窩織炎と同じです（上の写真は、足の水虫による細菌感染が原因）。	写真の右脚のように全体に赤みがあり炎症のように見えますが、発熱はなく血液検査でも炎症はみられないため、抗生物質は必要ありません。赤くなる原因ははっきりしていません。

　手の甲や指がむくんだ際には、ペンや包丁が握りにくく仕事・家事など日常生活がかなり制限されます。ひざや足首の関節の動きが制限されると、しゃがむ・正座するのはもちろん、歩くことさえもつらく、困難になってしまいます。

　拘縮も重症化しない限りは起きませんので、やはり軽症のうちに治療を開始することが必要であり、またもし関節付近がむくみ始めても、関節を十分に曲げる・伸ばす運動を行うことで拘縮を防ぐことが大切です。

③ リンパ浮腫に伴う合併症

　リンパ浮腫に特徴的な合併症を表1-5にまとめましたが、リンパ浮腫の発症当初から問題となり、生活に最も影響するのは蜂窩織炎・丹毒・リンパ管炎などの患肢の炎症（細菌感染症）です。患肢の炎症は、リンパ浮腫の患者さんの半数近くが経験し、その多くは抗生物質（抗生剤）での治療が必要になります。炎症の程度によっては内服薬だけで改善する軽症で終わることもあれば、

皮膚の合併症				
リンパ漏	リンパ小疱	象皮症	皮膚潰瘍	多毛症

皮膚直下の細いリンパ管が膨らんで皮膚の表面に盛り上がり，それが破れて漏れ出した状態です．治療は傷だけではなく患肢全体を圧迫して浮腫を減少させます．

皮膚直下の細いリンパ管が膨らんで皮膚の表面に盛りあがった状態です．破れるとリンパ漏になります．圧迫療法による治療が基本となりますが，圧迫しにくい陰部に発症しやすく，また切除手術を行っても再発しやすく完治が困難です．

重症リンパ浮腫では皮膚が一部ポリープ状に隆起することがあります．そのポリープが栄養障害などでかさぶた状になった状態と考えられます．浮腫が改善すると象皮症も改善します．

リンパ浮腫の腕や脚に傷ができると，治りにくく皮膚潰瘍になることもあります．傷の処置だけではなく浮腫も改善させることが必要です．

多毛になる原因は明らかではありませんが，皮膚に赤みがある部分は多毛になることがあります．体毛の処理をする際には傷を作らないようにする必要があります．

細菌が腕や脚だけではなく全身の臓器に影響を及ぼす敗血症を引き起こして命にかかわることもあります．炎症の影響で毛細血管から血漿が漏れ出しやすくなり，組織間液が増加するため浮腫が悪化します．リンパ浮腫が重症化した患者さんのほとんどは炎症を繰り返しています．

　その他にもリンパ漏・リンパ小疱・象皮症・皮膚潰瘍・多毛症など皮膚の合併症も多く，改善には時間がかかるだけではなく皮膚が傷つきやすくなって炎症のきっかけにもなるため，やはり発症当初から十分なスキンケアなどのセルフケアを行って皮膚の合併症を防ぐことが重要です．

2章

リンパ浮腫の発症予防

Q 4 リンパ浮腫は予防できますか

A　肥満や外傷などの日常生活上の注意点に気を付けることで，発症率を下げることができます．また，早期に発見し，適切な対応を行うことで重症化を防ぐことができます．

 ## 4-1　リンパドレナージは予防になりますか

A　リンパドレナージ（用手的リンパドレナージ，シンプルリンパドレナージ）が，リンパ浮腫の発症を予防するとは言えません．したがって，浮腫が発生する前から医療機関でリンパドレナージを受ける必要はありません．

＊リンパドレナージについては Q22 を参照．

 解説　1　**リンパドレナージとは**

　リンパドレナージは，手を用いて皮膚を動かすことでむくんだ箇所の皮膚表面にたまったリンパ液が適切な方向に流れるように誘導する手技です．また，リンパ浮腫で硬くなった皮膚を柔らかくして状態を改善させる効果もあります．

　リンパドレナージには，用手的リンパドレナージとシンプルリンパドレナージの２種類があります．この二つの違いは用手的リンパドレナージは，リンパ浮腫専門の医療者が症状や治療への反応を確認しながら，適宜回数等を加減しながら行い，シンプルリンパドレナージは患者さん自身や家族の方が行うという，実施者と実施方法の違いによるものです．

　シンプルリンパドレナージは，予防はもちろん，発症後の効果についても，現時点ではほとんど研究されていない状況であり[9]，本書でも取り上げていません．また，上でも述べておりますが，用手的リンパドレナージは，専門的な技術を習得した医療者が行うものであり，街頭や Web サイト等で見かけるリンパマッサージとは，まったくの別物ですので注意してください．

2 予防の効果

　リンパ浮腫に対するリンパドレナージの予防効果は，確実な予防効果が明らかになっているわけではありません．したがって，予防的にリンパドレナージを受ける必要はありません[9]．

4-2 ▶ 弾性着衣の着用は予防になりますか

　リンパ浮腫の発症前からの弾性着衣の着用が，リンパ浮腫の発症を予防するとは言えません．したがって，リンパ浮腫を発症する前から予防のために弾性着衣を着用する必要はありません．
＊弾性着衣については Q16〜19 を参照．

解説
1 弾性着衣とは

　弾性着衣とは，弾性ストッキング，弾性スリーブ，弾性グローブなどの総称で，着用することで患肢を圧迫して静脈やリンパ液の流れを促し，リンパ浮腫の治療に用います．
　女性はふくらはぎの筋肉量が少ないことから，立ち仕事の後などに下肢にむくみを生じることが多く，むくみ予防のために加圧ストッキング（医療用とは異なります）を習慣的に着用する方もいます．このようにもともとむくみやすく，市販されている加圧ストッキングを習慣的に着用している方は，リンパ浮腫の予防のためではないですが，はいていただいても構いません．

2 予防の効果

　海外の研究結果では，リンパ浮腫を発症するリスクの高い患者さんでは，リンパ浮腫の発症を防ぐために弾性着衣を発症の前から着用することが効果的であるとの報告がみられます[10〜12]．しかしながら，研究報告が少ないことに加えて，どのような患者さんに対して効果的であるのかが明らかになっていません．したがって，予防のために弾性着衣を着用する必要はありません[9]．

4-3 適度な運動は予防になりますか

A 　適度な運動はリンパ浮腫の予防に効果があります．筋力や運動機能を向上させ，心身の健康や生活の質，肥満も改善できます．
＊運動療法については Q23 を参照．

解説 　以前は過度な運動はリンパ浮腫を悪化させるという考え方から，がんの手術後では運動を制限する指導が行われていました．しかし，近年になって適切な運動はリンパ浮腫を悪化させることなく，またリンパ浮腫の発症率を下げるということが明らかになりました．

　運動は全身のリンパ液の流れを活発にし浮腫を予防しますが，体重を減らして肥満を改善することでもリンパ浮腫の発症頻度を下げることが期待できます．

　肥満はリンパ浮腫の発症や発症後の症状の悪化と深く関係しています．運動と栄養管理を中心とした体重管理指導は体重の維持・改善とともにリンパ浮腫の発症率を低下させます．

4-4 エアマッサージ器で予防できるのでしょうか

A 　リンパ浮腫の予防に対するエアマッサージ器の効果については，研究が十分ではなく，一定の見解にはいたっていません．したがって，予防のためにエアマッサージ器を使用する必要はありません．
＊エアマッサージ器については Q24 を参照．

解説 　エアマッサージ器（メドマー® など）によるリンパ浮腫の予防効果については，一定の見解が得られていません．リンパ浮腫を発症していない方であっても，誤った使用を避けるために使用する際には医療機関に相談しましょう．

手足を使いすぎなければ予防できますか

 重いものを持たなければリンパ浮腫の発症を予防できるというわけではありません．逆に腕の運動（**Q23** 参照）は筋力を維持・向上させ，リンパ浮腫の治療に効果的ですので，リンパ浮腫の発症をおそれて重いものを持たないようにすることはありません．

脚については，長時間立ちっぱなしのような姿勢ではむくみやすくなりますが，このこととリンパ浮腫の発症については十分に解明されていません．ただ，リンパ浮腫の予防ということを別にしても，むくみやすい状況を続けることは体にとっては負担になりますので，避けたほうがよいでしょう．

＊日常生活の注意点については Q12 を参照．

解説 **腕の使いすぎとリンパ浮腫の発症について**

わが国では，乳がん手術後の患者さんに対して，長い間慣例的に「重いものは持たないようにしてください」という予防指導が行われていましたが，現在ではリンパ浮腫に対する運動療法の効果が明らかとなっており[9]，重いものを持つとリンパ浮腫が発症するという従来の予防指導は見直されています．

一方で，関節の曲げ伸ばしを行わずに荷物を持ち続けるなどの方法で腕を使い続けることについては，リンパ浮腫にどのような影響を及ぼすのかについて，まだ科学的に解明されていないため注意する必要があります．

腕にリンパ浮腫を発症した患者さんを対象にした調査では，リンパ浮腫の発症率や発症後の症状の重さと勤務時間の間には一定の関係があるとしています[13]．勤務時間が長く，とりわけ腕をよく使う仕事をされている方は，途中で腕の曲げ伸ばしやストレッチを行うなど，リンパ液の流れを促すようにしましょう．

2 脚の使いすぎとリンパ浮腫の発症について

一般に長時間の立ちっぱなしや座りっぱなしでは，脚の毛細血管から水分(血漿)が漏れ出して組織間液が増加し，静脈性のむくみが生じやすくなりますが，リンパ浮腫の発症でも同様の現象の影響があると考えられています．現時点ではどの程度が使いすぎであるかの基準がありませんが，脚の張りを感じるようなときは腰を下ろして休息をとったり，屈伸運動などをしましょう．

4-6 ▶ 手術で予防できるのでしょうか

A 　現時点では，リンパ浮腫の予防のための手術（外科的治療）が有効かどうかは評価が定まっていません．
＊外科的治療については Q25 を参照．

解説 ▶ 　リンパ節郭清を伴う乳がんや悪性黒色腫などの手術を受けた際，リンパ浮腫の発症を予防する目的でリンパ管と静脈をつなぐ手術（リンパ管細静脈吻合術）を行ってリンパ浮腫の発症が減少したという海外での報告があります[14, 15]．わが国でも同様の臨床研究が行われていますが，現在でも予防のための手術の効果については評価が定まっていません．

　理論的には，がんの手術で郭清されたリンパ節に流入していたリンパ管を正常な静脈に流れるようにつなぐ（吻合する）と，リンパ液のうっ滞は生じないためリンパ浮腫の発症を防ぐことが可能とされています．

　ただ問題点として，以下の点があげられます．

①がんの手術と同時に吻合手術を行うことは手術時間を大幅に長くしてしまい患者さんの体力への影響が大きい

②がん手術後の別の日に吻合手術をしたとしても，時間の経過とともにリンパ管の機能は損なわれるため直後でなければ意味がなく，やはり患者さんには負担になる

③どのリンパ管をどの静脈に吻合すれば有効なのかを確認する方法がない

④リンパ節郭清を受けた患者さん全員がリンパ浮腫を発症するのであれば積極的な予防が必要になりますが，もともとがん手術後のリンパ浮腫の発症率が20％程度ですので，吻合手術でどの程度発症を予防できるのかを検討することができない

⑤もしリンパ管内にがん細胞が残っていた場合，静脈血流に乗せて全身に拡げてしまう可能性がある

⑥日本の医療保険制度では，予防的な手術は保険適用外となり，高額な手術費用が必要になる

　日本リンパ浮腫学会がまとめたリンパ浮腫治療の指針である『リンパ浮腫診療ガイドライン 2018 年版』では，予防のために行う手術の有効性も示されていますが手術方法の標準化や手術後の経過の検討が必要とされています[9]．今後，研究が進み手術方法が進歩して，リンパ節郭清と同時にリンパ管細静脈吻合術を当たり前のこととして行う時代が来るかもしれませんが，現時点では予防的に吻合手術を行うことはすすめられません．

4-7 日常生活では何に気を付ければよいでしょうか

A リンパ浮腫の発症を予防するには，肥満を避け，発症のおそれのある部位の炎症を予防することが有効です．また，リンパ浮腫の発症と採血，血圧測定，飛行機の搭乗の間には，強い関連性はありません．

解説 ① 肥　満

リンパ管では水分（組織間液）に加えて脂肪も回収していますが，肥満になるとリンパ管の仕事が増えるだけでなく，線維化や脂肪の沈着などリンパ管の構造そのものにも悪影響を及ぼすとされています．現在では，リンパ浮腫の発症と肥満の間には強い関連があるとされており，肥満を避けることがリンパ浮腫の発症予防にとって大切です．

② 患肢の炎症

炎症が起きている部位では，血管の内側から外側に水分（血漿）やタンパク質などが漏れ出しやすくなります．リンパ浮腫を発症する可能性のある腕や脚に感染症を起こすと，炎症が重症化しやすく，リンパ浮腫の発症につながることがありますので，皮膚の清潔を保ち，傷や炎症を避けるようにしましょう．

③ 患肢での血圧測定

以前は，血圧を測る際の締め付けがリンパ浮腫の発症につながるという推測に基づいて，リンパ浮腫を発症する可能性がある腕では血圧を測らないように指導されていましたが，近年，科学的な検証がなされ，**一般的な血圧測定ではリンパ浮腫の発症率は上がらない**とされています [9, 16]．ただし，全身麻酔で手術を受けるときのように常に腕に血圧測定器を装着して，血圧を計り続けるような状況については，リンパ浮腫の発症との検証はされていません．

④ 飛行機の搭乗

以前まで患者さんの体験談やアンケート調査に基づいて，飛行機で上空に上がると気圧が下がるため，リンパ浮腫の発症と関連すると推測され，飛行機の

搭乗を避けるよう指導されてきました．この指導の根拠については長い間議論の対象となっていましたが，近年になって，飛行機の搭乗によってリンパ浮腫の発症率は上がらないことが明らかになりました[16]．したがって，リンパ浮腫の発症を恐れて，飛行機の搭乗を避ける必要はありません[9]．

5 患肢での採血・点滴

　これまで採血や点滴は刺し傷と捉えられ，リンパ浮腫発症のおそれのある腕では行わないように指導されてきましたが，近年の研究の成果によって現在では採血はリンパ浮腫の発症率には関連性がないとされています[16]．ただし，腋窩リンパ節郭清を受けた患者さんが手術を受けた側の腕でがんの化学療法（抗がん剤治療）の点滴を行うことについては，リンパ浮腫の発症率との検証が十分に行われておらず，注意が必要です[9]．

3章

リンパ浮腫の診断

リンパ浮腫はどのように診断されるのでしょうか

A

原発性（一次性）リンパ浮腫の診断基準はありますが，続発性（二次性）リンパ浮腫の診断基準はありません．

解説 **1** **原発性リンパ浮腫の診断基準**

長い間，原発性リンパ浮腫は，むくみの原因となる病気を否定する鑑別診断を行い，「○○○でも△△△でもないので原発性リンパ浮腫」という診断方法が一般的でしたが，2018年4月から小児慢性特定疾病に追加指定され，原発性リンパ浮腫を確定診断するための診断基準が小児慢性特定疾病情報センターのホームページ（https://www.shouman.jp/）上で公開されました[17]．

それを抜粋してまとめたものが表 3-1 になりますが，診断には「特に誘因なく四肢（腕と脚），特に下肢に発症する慢性の浮腫」という症状で，「超音波検査（エコー検査）（図 3-5 参照）などによる浮腫の確認」または「リンパ管シンチグラフィ（図 3-1，2）や蛍光リンパ管造影（図 3-3）によりリンパ管の異常」を確認することが必要です．

2 **続発性リンパ浮腫の診断基準**

続発性リンパ浮腫は，手術などでリンパ管・リンパ節が損傷されたことをきっかけにむくむため，がんの手術を受けた医療機関で特別な検査を行うこともなく，発症の経過やむくみの状態をみて「担当医の経験で」リンパ浮腫と診断しているというのが実情です．

また，リンパ浮腫の研究を行う際に，「患肢と健常肢の周径差（太さの差）が○cm 以上をリンパ浮腫」として治療の評価など行っている研究もありますが，はっきりとした診断基準はありません．

2016年からは続発性リンパ浮腫に対する複合的治療が保険診療となりましたので（Q11 参照），こうした点からもやはり原発性リンパ浮腫と同様に明確な診断基準を作成する必要があると考えられています．

表 3-1 **原発性リンパ浮腫の診断基準**（小児慢性特定疾病情報センター HP をもとに作成）

A 症 状	発症時期はさまざまであるが，特に誘因なく四肢（腕と脚），特に下肢に発症する慢性の浮腫を認める． 経過とともに進行し，さまざまな程度に蜂窩織炎，色素沈着，皮膚の乾燥，皮膚血流障害，皮膚潰瘍，リンパ漏，白癬症等の皮膚感染症，硬化，象皮症，関節拘縮による機能障害等を発症する．
B 検査所見	超音波検査（エコー検査）や CT，MRI などで，四肢の皮下組織に浮腫性の水分の貯留を認める． またリンパ管シンチグラフィや蛍光リンパ管造影にて病変部の四肢末梢にリンパ液の停滞を認める．
C 遺伝学的検査等 （検査は必須ではない）	原発性リンパ浮腫では，一部の症候群，家族性発症例で *FoxC2*，*VEG-FR-3*，*SOX18* などの遺伝子異常が検出されることもある．
D 鑑別診断	他に浮腫を生じる誘因のある続発性（二次性）リンパ浮腫 リンパ管腫（四肢の皮下病変の場合）
E-1 確実例（原発性リンパ浮腫が確実な例）	A，B，C の全てを満たす場合，もしくは A，B を満たしかつ D による鑑別ができた場合．
E-2 疑い例（原発性リンパ浮腫が疑われる例）	A，B を満たす場合． C と D を確定するのは困難な場合もあるが，状況的に疑わしいということはありうる．

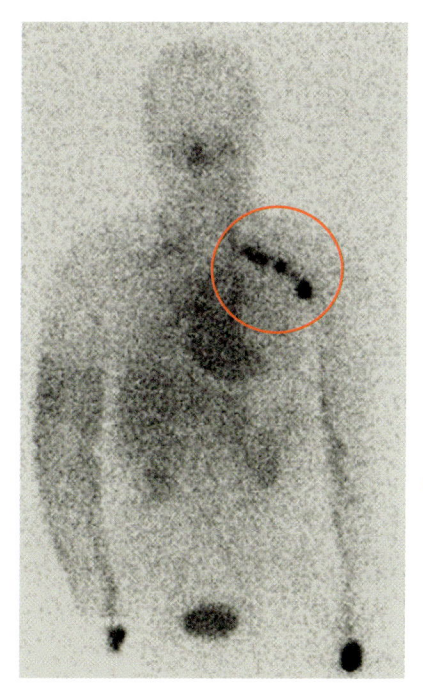

図 3-1 **リンパ管シンチグラフィ（上肢）**

左腕（写真右）：正常な状態．腕のリンパ管やリンパ節（赤丸の箇所）が明確に確認できます．右腕（写真左）：右腋窩リンパ節郭清後に発症した右上肢リンパ浮腫．右腕がむくんでいて，リンパ節も確認できません．

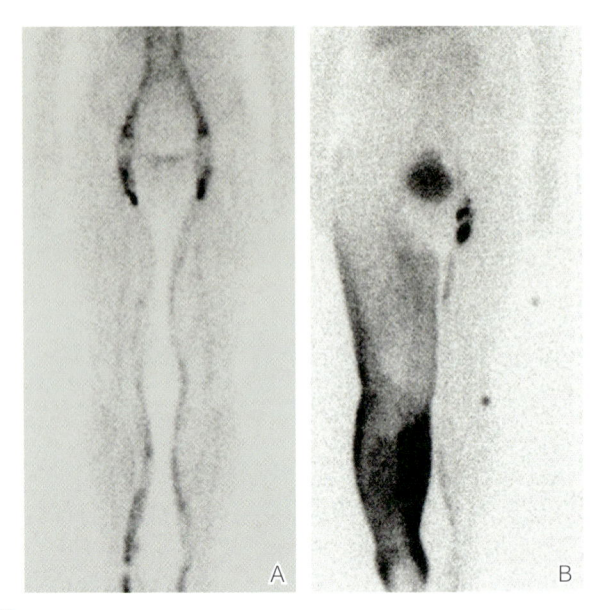

図 3-2　リンパ管シンチグラフィ（下肢）

A：正常な状態．両脚ともにリンパ管・リンパ節が確認できます．
B：子宮頸がん後のリンパ節郭清で発症した右下肢リンパ浮腫．右足に著しいむくみ（黒く濃くなっている部分）がみられます．

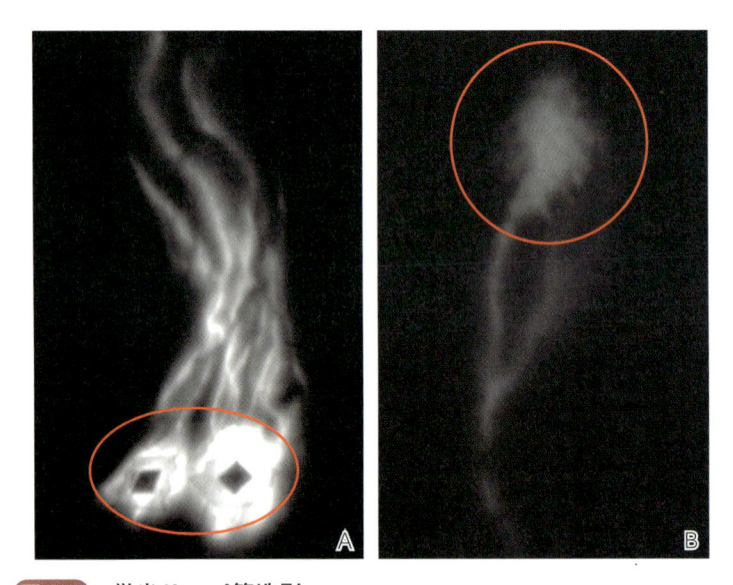

図 3-3　蛍光リンパ管造影

A：正常な状態：足の甲に注射した蛍光薬剤（赤丸の箇所）がリンパ管の中に入り，流れる様子を確認できます．リンパ管内から皮下組織への漏れ出しは認められません．
B：リンパ浮腫の患肢では，写真のようにリンパ管内から蛍光薬剤が皮下組織に漏れ出します．このことから患肢では，リンパ液が皮膚表面に逆流する dermal backflow（ダーマルバックフロー）（赤丸の箇所）が生じていることを確認できます．

Q6 発症に早く気付くにはどうしたらよいでしょうか

A

リンパ浮腫を早く見つけるためには，手足の重だるさや疲れやすいなどの自覚症状に注意し，むくみをみつけるためのスキンチェック（自分で自分の腕や脚を触ること）や手足の周径測定を行い，日ごろから体の変化に気をつけておくことが大切です．

解説 **1** **自覚症状**

むくみ始めると，手足が重だるくなったり疲れやすくなったりします．また，関節部分のむくみの場合は，関節の曲げ伸ばしに違和感を感じることもあります．代表的な自覚症状を表 3-2 にまとめました．

表 3-2 代表的な自覚症状

腕の場合	①手のしわが目立たなくなり，手を閉じると違和感を感じる ②指輪・腕時計が窮屈になった ③ひじから上の腕または下の腕が腫れている ④以前に比べて腫れが強くなったように感じる ⑤朝起きても腕の太さに改善がみられない
脚の場合	①立ち仕事，歩行するとだるくなる ②以前よりも靴がきつく感じるようになった ③脚が重く感じられ，動かしにくい ④脚のしわが目立たなくなった ⑤皮膚が張ってつまみにくい ⑥朝起きても脚の太さに改善がみられない

2 **スキンチェック**

スキンチェックには，皮膚の変化が現れやすい二の腕や太ももの内側など，皮膚の柔らかいところが向いていますが，特定の箇所だけではなく，手足はもちろん，鼠径部や陰部，腋窩（わきの下）などさまざまな箇所について確認するうようにしてください．毎日みずから皮膚を見て触ることで皮膚の変化にいち早く気付くことができ，リンパ浮腫の早期発見につながります．

リンパ浮腫発症早期の皮膚の変化を表 3-3 にまとめました．

表 3-3 リンパ浮腫発症早期の皮膚の変化

見た目の変化	発症の早期には皮膚のすぐ下に組織間液がたまるため，そのことによって皮下静脈が見えにくくなります
触ったときの変化	皮膚表面の水分量を最も早く確認できるのは，「皮膚をつまみ上げる」ことです．一般的には指で皮膚を圧迫して，押したあと（圧迫痕）が残るかどうかでむくみを確認しますが，皮下組織に多量の水分がたまらない限り圧迫痕は残りません．したがって，指で押すよりも皮膚を薄くつまみ上げるほうが皮膚表面の微妙な水分量の変化を確認できます

③ 腕や脚の太さの測定

　腕や脚の太さ（周径）を測定すると客観的にむくんでいるかがわかりますので，手術前もしくはリンパ浮腫が発症する前からから測定しておくようにしましょう．測定部位は，図 3-4 の通りです．定期的に同じ時間・部位で測定して，記録しておくと見た目だけではなく，太さの変化に早く気付くことができます．

上　肢

①指の第3関節（指の付け根）を通る周径
②手首の周径
③ひじから 5 cm 下の周径
④ひじから 10 cm 上の周径

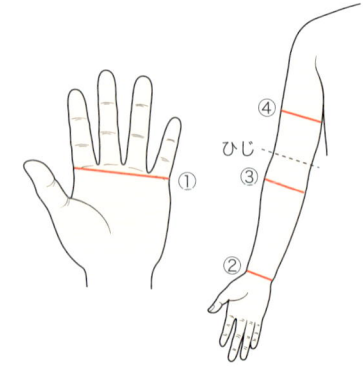

下　肢

①指の第3関節（指の付け根）を通る周径
②足首の周径
③ひざから 5 cm 下の周径
④ひざから 10 cm 上の周径
⑤脚の付け根

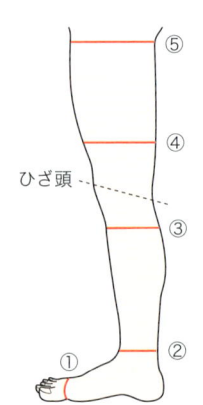

図 3-4　測定する部位

Q7 リンパ浮腫では，どんな検査を行いますか

A

リンパ浮腫の診断には皮膚・皮下組織の変化を診ることが重要で，基本的な視診・触診とともに超音波検査（エコー検査）などが必要です．確定的な診断をするためには，リンパ管の状態を確認できる検査を行います．

解説 以前は，がんの手術を受けた後で腕や脚がむくんだら特に検査もせずに見ただけでリンパ浮腫と診断されていた時期がありましたが，近年になってリンパ浮腫を積極的に治療する医療機関が増加したことにより，診断のための検査が徐々に普及して行われるようになっています[18, 19]．

リンパ浮腫は皮膚・皮下組織に組織間液が増加しているため，患者さん本人がリンパ浮腫を発症する可能性がある腕や脚を毎日触ってスキンチェックすることにより手術前との変化を確認し，変化があれば超音波検査を受けることで発症早期に診断できます（スキンチェックのポイントは，Q6の表3-3参照）．

超音波検査（エコー検査）は，それだけでリンパ浮腫を確定できる検査ではありませんが，ほとんどの医療機関で受けられる検査であり皮膚表面の変化を最も早く確認できる方法になりますので，「皮膚に異常を感じたらすぐに超音波検査を受診する」ことでリンパ浮腫の発症や皮膚の変化を速やかに確認できます（図3-5）．

リンパ浮腫の診断を適切に行うためには，「患肢に水分が多いのか？」「脂肪組織が増えているのか？」「線維化は？」「静脈瘤や静脈血栓症はないか？」などさまざまな情報が必要です．現在リンパ浮腫で使用されている検査方法を目的別に表3-4にまとめました[19, 20]．中でもリンパ管の状態を確認して確定診断できるリンパ管シンチグラフィ（図3-1，2）や蛍光リンパ管造影（図3-3）は重要で，原発性リンパ浮腫の診断には欠かせません．リンパ管シンチグラフィは2018年9月に保険適用になりましたが，蛍光リンパ管造影は保険適用ではなく検査できる医療機関も限られています．患肢の皮膚・皮下組織の変化を量的に質的に確認できる検査はいくつもありますが，やはり一般の医療機関では超音波検査が一番受けやすく簡便な検査になります．

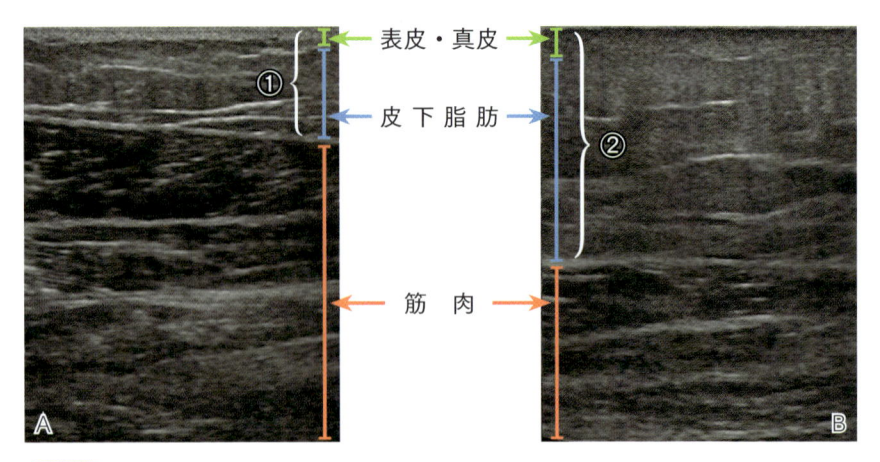

図 3-5 健常肢と患肢の超音波検査（エコー検査）画像での比較

Ａ：健常肢．表皮・真皮部分が白くはっきりと確認できて，皮下脂肪内にも白い層状の線が確認できる．

Ｂ：患肢．表皮・真皮に水分が増加して黒くなっている．皮下脂肪内の層状の線がとぎれとぎれで確認しづらい．表皮・真皮や皮下組織が分厚くなっている（①健常肢 9.0 mm，②患肢 21.9 mm）．

表 3-4 リンパ浮腫の診断方法

	診断の内容	検査方法
確定診断	リンパ管自体を映し出して，流れが悪い部分も確認できる検査です．患肢局所の細いリンパ管の状態やリンパ液の皮膚表面への逆流を確認できます	①リンパ管シンチグラフィ ②蛍光リンパ管造影
重症度を評価する方法	重症度は患肢と正常側との容積差で評価するため，容積を測定する検査が必要です．ただリンパ浮腫の確定診断はできないため，最も簡単な周径差（腕や脚の太さの差）の測定で十分です	①周径測定 ②MRI・CT ほか
患肢の質的変化を確認	患肢の状態を正確に評価するためには，皮下組織の水分量，線維化や脂肪組織の増加程度，静脈疾患の有無などを確認できる検査が必要です	①生体インピーダンス法 ②超音波検査（エコー検査）

8 リンパ浮腫と間違えやすい浮腫には，何がありますか

A

リンパ浮腫と間違えやすい浮腫には，深部静脈性血栓症，低栄養，心不全，肝不全（肝機能低下），腎不全（腎機能低下），ホルモン異常，リンパ管の流れを妨げる腫瘍，抗がん剤などの薬物の副作用などを原因とする浮腫があります．

解説 ► **1 深部静脈血栓症**

長時間，同じ姿勢で座ったままでいると脚の静脈の流れが悪くなり，こうしたことが頻繁に続くと，ひざの裏あたりの静脈に血栓（血の塊）が生じて，むくむことがあります．これを深部静脈血栓症とよびます．

深部静脈血栓症によって生じた血栓が静脈の流れに乗って肺に達し，肺の静脈を詰まらせ，肺塞栓症を引き起こすことがあります．これがニュースなどでも耳にすることのあるエコノミークラス症候群（旅行者血栓症）です．

2 栄養障害性浮腫

長期にわたる栄養（特にタンパク質）不足，悪性腫瘍，貧血，慢性の下痢，吸収不良症候群などにより，血液の中のアルブミンというタンパク質が少なくなります．アルブミンは，血管内外の水分量を調節する機能があるため，血液中のアルブミン量が不足すると水分（血漿）が過剰に血管の外に漏れ出してしまい，むくみの原因となります．リンパ浮腫との区別は食事に関する聴取や血液検査から可能です．

3 心性浮腫

うっ血性心不全（特に右心不全）では，心臓のポンプ機能の低下により，静脈からの血液が心臓に戻りにくくなります．このことが静脈の血管内圧が上昇させ，毛細血管からの水分（血漿）の漏れ出しが多くなって，組織間液が増加することで，むくみが生じます．

4 　肝性浮腫

　肝臓はアルブミンをつくる働きがあります．慢性肝炎などで肝臓の機能が低下すると必要なアルブミンが十分に作られず，血液中のアルブミン濃度が落ちてきます．さらに肝硬変になると，血液が肝臓に流れ込みにくくなり，血液中の水分が正常な状態よりも血管の外へ漏れ出てしまい，組織間液が増加してむくみや腹水を生じます．

5 　腎性浮腫

　腎臓には体内にたまった老廃物や余分な水分を外へ出して，血液をきれいにする「ろ過」という働きがあります．急性腎炎では，ろ過される量が低下し，うまく排泄できなくなった余分な水分やナトリウムが体にたまって，むくみが生じます．ネフローゼ症候群では，アルブミンを含んだ尿（タンパク尿）が大量に出てしまい，血液中の水分（血漿）が過剰に漏れ出して，むくみが生じます．

6 　ホルモンの異常（内分泌性浮腫）

　ホルモンの異常によってもむくみは生じます．代表的なものには，全身の新陳代謝を促進するホルモンを出す甲状腺の機能が低下することにより（甲状腺機能低下症），細胞の周りで水分を蓄えている物質（ムコ多糖類）が皮下組織にたまることで，指で押してもすぐに元に戻り跡が残らないむくみ（粘液水腫）が生じます．また，クッシング症候群では，副腎皮質ホルモンが過剰に分泌されることで，ナトリウム・水分が身体にたまった結果，むくみが生じます．

7 　薬物の副作用（薬剤性浮腫）

　タキサン系抗がん剤（特にタキソテール®）は，副作用としてむくみが出やすい薬剤です（Q2，Q28 参照）．その他，副作用としてむくみが生じやすい薬剤に高血圧・糖尿病・神経痛の薬や鎮痛剤，抗生物質（抗生剤）などがありますが，薬剤によってむくみが生じる原因はさまざまですので，受診の際には，服用している薬の一覧を持参してください．

⑧　その他

　感染症やアレルギー，やけどなどによって引き起こされる炎症によって生じるむくみもあります（炎症性浮腫）．

　特殊なものとして，薬物，食物，アレルゲンによって突然発症し，数時間〜数日で消えるむくみ（クインケ浮腫）があります．これは，じんましんの一種であり局所的な血管性のむくみで，特にまぶたや唇など顔に現れることが多いのが特徴ですが，舌や手足，陰部が腫れることもあります．

　がんの進行によって静脈やリンパ管が圧迫されて，むくみが生じる場合もあります．

⑨　病気以外の原因によるもの

　病気以外でも生活習慣が原因でむくみが起こることもあります．たとえば，長時間同じ姿勢を取ること（特に立ちっぱなしや座りっぱなし），塩分・水分の摂りすぎ，お酒の飲みすぎなどです．

　日常生活を振り返り，思い当たる点がある場合は改善し，それでも症状が改善しない場合には，医療機関を受診しましょう．

コラム

体脂肪計・体組成計でリンパ浮腫はわかりますか？

　市販されている体重計の中には，体脂肪計や体組成計が付属しているものがあります．これらの機器は，生体インピーダンス法という測定方法で脂肪量や筋肉量を測定し，評価することができます．

　生体インピーダンス法は，体のある部分からある部分まで微弱な電流を流し，その部分間の電気の流れやすさを測る方法です．「インピーダンス」という言葉は専門的ですが，電流と電圧から計算される「電気抵抗」と同じで単位は「Ω（オーム）」が使用されます．水分は電気を通しやすいためインピーダンスは小さくなり，脂肪は電気を通しにくいため，インピーダンスは大きくなります．患肢の太さが同じという患者さんが2人いたとき，患肢のインピーダンスが大きければ脂肪量が多く，インピーダンスが小さければ水分量が多いと考えられます．すなわち患肢の水分量・脂肪量の増減を推測できる可能性があり，Q7の表3-4に示したようにリンパ浮腫の質的診断としても使用されることがあります．

　腕だけ脚だけなどで局所的に測定する装置もありますが，体組成計のように両手掌－両足底間の4点でそれぞれ交互に電流を流して全身的に測定できる装置もあります．精密な体組成計であれば，四肢（腕と脚）・体幹を分けて水分量を計測することが可能で，右上肢リンパ浮腫なら右腕のインピーダンス，左下肢リンパ浮腫なら左脚のインピーダンスの結果をむくみのない側の腕や脚（健常肢）と比較して水分量を評価することが可能です．

　リンパ浮腫治療前後のインピーダンスの変化で水分量が減少すれば治療効果があったと判断できますので有効な検査ですが，あくまで水分量・脂肪量を評価する方法であってリンパ浮腫を確定診断できる検査方法ではありません[21]．

4章

リンパ浮腫の治療

いつから治療を開始すればよいのでしょうか

A

　現在，リンパ浮腫の治療を開始する時期に明確な決まりはなく，各医療機関が判断しています．ただし，症状が進んでしまうと日常生活への影響が大きくなりますので，できるだけ発症早期で軽症の状態から治療することが大切です．

解説　病気によっては「血圧が130を超えたので注意が必要です」「血糖値が高くヘモグロビンA1cが7ですから食事療法してください」といったように，学会が定めた明確な診断基準や治療開始基準があります．ただQ5で解説したように続発性リンパ浮腫には診断基準がありませんので，治療の開始時期は各医療機関で判断しています．

　では実際にはどのような状態になればリンパ浮腫の治療を開始するべきでしょうか？

　以前のわが国では患者さんも医療者も病気に関する考え方は，「症状が悪くなってからの対応（治療）」が中心でした．したがって，リンパ浮腫についても，腕や脚の太さがはっきりとわかるようになってから治療開始となることも多かったのです．しかし，その後，国民全体の医療費が増え続けてきたこともあって，「症状が悪くなる前の対応（治療・予防）」が以前よりもずっと重視されるようになりました．例をあげると，以前は成人病と呼ばれていた高血圧，糖尿病などの病気が生活習慣病と呼ばれるようになり，脳梗塞や心筋梗塞などの重大な病気に進行しないように比較的症状が軽いうちから治療を開始するようになっています．

　1章でも述べていますが，リンパ浮腫はいったん症状が悪くなってしまうと，元のように改善させることが難しい病気です．したがって，Q6にあげたスキンチェックなどで，患者さん自身が皮膚の変化や腕や脚の太さの変化に気を付けて生活することがとても大切であり，いつもと違うと思ったら，迷わずに医療機関に相談しましょう．

Q 10 どのような治療を行うのでしょうか

A リンパ浮腫の標準的な治療は複合的治療（図4-1）です．そのほかに外科的治療，薬物治療もあります．

解説 ❶ 複合的治療について

　複合的治療とは，①弾性着衣または弾性包帯による圧迫（圧迫療法），②用手的リンパドレナージ，③圧迫下での運動（運動療法），④スキンケア，⑤体重管理などのセルフケア指導を組み合わせた治療のことで，リンパ浮腫の標準的な治療方法です．ただし，リンパ浮腫の患者さんすべてに同じ治療内容を行うのではなく，リンパ浮腫の重症度や患者さんのライフスタイル，好み，価値観，通院のしやすさ，経済状況などの条件を考慮して，それぞれの患者さんに合わせた治療を行います．

　複合的治療は，用手的リンパドレナージのようにリンパ浮腫専門の医療者が行う治療もありますが，医療者からの指導を受けた後で，患者さんみずからが

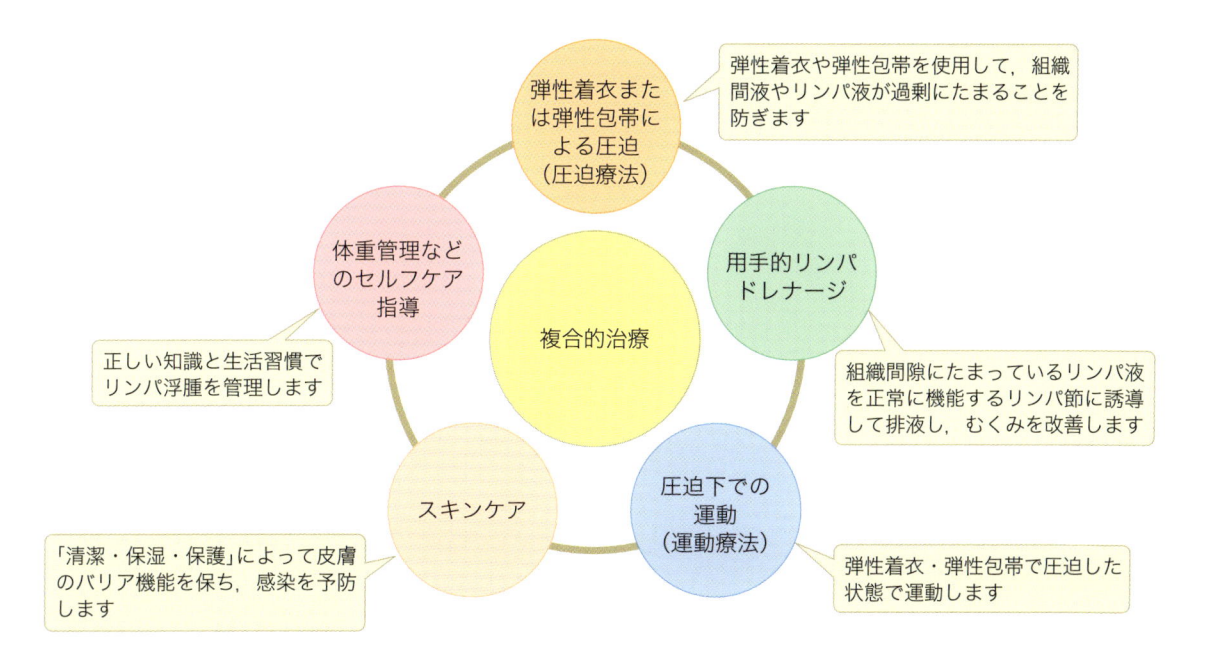

図4-1　リンパ浮腫の複合的治療

行う**セルフケア**が重要になります．別な言い方をすると，病院に通っているだけではリンパ浮腫の症状をよくしたり，症状を維持することは難しく，患者さんも治療に対して，積極的にかかわるという気持ちがとても大切です．

2 外科的治療について

外科的治療とは手術のことです．リンパ浮腫の手術には，リンパ管と小さな静脈をつなぐ**リンパ管細静脈吻合術**と，リンパ節を移植する**血管柄付きリンパ節移植術**，浮腫が生じている個所の脂肪を吸引する**脂肪吸引術**があります．

現時点ではリンパ浮腫を手術だけで完全に治すということはできず，患者さん自身による複合的治療の負担を軽減するために行います．

それぞれの手術の有効性については Q25 をご覧ください．

3 薬物治療について

薬物治療とは，体内の余分な水分を排出する薬などを使用してリンパ浮腫の改善をはかる治療方法になりますが，現時点ではリンパ浮腫自体に対する効果が認められた薬はありません．詳細は Q26 をご覧ください．

Q 11 治療は保険診療ですか？自費診療ですか？

A

わが国では 2016 年 4 月からリンパ浮腫の治療は保険診療で行えるようになりました（リンパ浮腫複合的治療料）．弾性着衣や弾性包帯については，療養費として購入後の払い戻し（還付）が受けられます．なお，保険制度は隔年ごとに改定されます．最新の内容については医療機関などにお尋ねください．

解説 ① リンパ浮腫と保険制度

1．がん手術時のリンパ浮腫指導

リンパ浮腫のほとんどは，がん手術後に発症する続発性リンパ浮腫です．したがって，がん手術を受けるときにリンパ浮腫についてどれだけ知っているかが，発症の早期発見や軽症の状態を維持して生活できることにもつながります．

こうしたことを背景に，わが国の保険制度では，2008 年からリンパ浮腫を発症する可能性があるがん（乳がん，子宮がん，卵巣がん，前立腺がんなど）の手術を受ける患者さんは，入院中，退院後にそれぞれ 1 回ずつリンパ浮腫に関する指導を受けられるようになりました（医療者側は，リンパ浮腫指導管理料として保険診療を行います）．

がん手術時や退院後の指導では，リンパ浮腫という病気の説明はもちろん，合併症や日常生活上の注意についても説明を受けられます（表 4-1）．

表 4-1　がん治療時のリンパ浮腫の説明内容（厚生労働省：リンパ浮腫指導管理料をもとに作成）

以下の事項を個別に説明・指導管理を行った場合，医療機関は入院中，退院後に 1 回ずつ保険診療（保険点数 100 点＝ 1,000 円）として扱うことができます．
1．リンパ浮腫という病気について
2．リンパ浮腫の治療方法の概要
3．セルフケアの重要性と複合的治療の具体的方法
　1）用手的リンパドレナージ
　2）弾性着衣・弾性包帯による圧迫（圧迫療法）
　3）圧迫下での運動（運動療法）
　4）スキンケア
　5）セルフケア指導（日常生活上の注意）
4．感染症や皮膚の合併症への対処方法

2．複合的治療と保険診療

わが国では，2016 年の医療保険の改定で，初めてリンパ浮腫に対する複合的治療が保険適用となりました．

軽症から中等度（重症例以外）の保険点数は 100 点（＝1,000 円），重症例では 200 点（＝2,000 円）となっています．実際には，保険の負担割合に応じて，3 割負担であれば軽症から中等度では 1 日あたり 300 円，重症例では 1 日あたり 600 円となります（このほかに初診料・再診料，指導料などがかかりますので，上記の金額だけということではありません）．

医療保険が使える頻度は，軽症から中等度までは 6 カ月に 1 回，重症例では治療を開始した月とその翌月をあわせて 11 回までとなっています．

2　療養費について

リンパ浮腫の複合的治療やセルフケアには，弾性着衣や弾性包帯が欠かせませんが，これらの購入による経済的負担を軽減するため，保険制度では療養費として購入金額の一部が支給される制度が設けられています．

弾性着衣・弾性包帯の療養費の支給額上限は，表 4-2 のようになります．「支給額の上限を超えた金額」と「支給金額の上限と保険の負担割合から計算した金額」の合計額が，購入にかかる費用になります．療養費には一回あたり洗い替えを含めて 2 着（包帯であれば 2 組）まで申請できます．また，半年ごとに申請できますので，弾性着衣を買い替える際には活用できます．

申請の際は，保険者（勤務先・市区町村など）の窓口などで配布されている①療養費支給申請書，医療機関で発行される②弾性着衣等装着指示書と③購入時の領収書を添付して，保険者に申請します．

表 4-2　弾性着衣・弾性包帯に対しての療養費上限額

・弾性着衣
　スリーブ　　　　16,000 円 / 1 着
　ストッキング　　28,000 円 / 1 着（片足の場合は 25,000 円 / 1 着）
　グローブ　　　　15,000 円 / 1 着
・弾性包帯
　腕 7,000 円 / 1 組，脚 14,000 円 / 組

　　例：1 着 30,000 円のストッキングを購入した場合
　　　①弾性ストッキングの上限金額（28,000 円）を超えた 2,000 円は自己負担
　　　②上限金額の 28,000 円のうち，3 割であれば自己負担は 8,400 円
　　　　①と②を合計した自己負担金額は 10,400 円となります

Q 12 日常生活の注意点について教えてください

A

リンパ浮腫を治療していく中で，特に日常生活で注意しなければならない点は，①体重の管理，②感染症への対応，③適度な運動になります．また，腕・脚のリンパ浮腫に対する個別の注意点もあります．

解説 ① **全身に関する注意点**

1. 体重の管理

体重管理を行って肥満を避けることはリンパ浮腫の発症予防にとって重要なだけでなく（Q4-7 参照），発症後のセルフケアにおいても重要です．肥満はがん手術などによって低下したリンパ管の働きをさらに低下させる悪循環（図4-2）を招きますので，適正体重をオーバーしている場合は減量が必要です[9]．

まずは自分の体重を把握することが最初のステップです．自分の適正体重を把握し，起床時や就寝前などに体重を計り，毎朝晩の体重をカレンダーなどに書いて自分の体重の変動が目に見えるようにしましょう．

体重管理の両輪は食事管理と運動管理です．ただし，急激な体重減少は体調にとっても負担になりますので，適正体重までは時間をかけて減量するようにしてください．

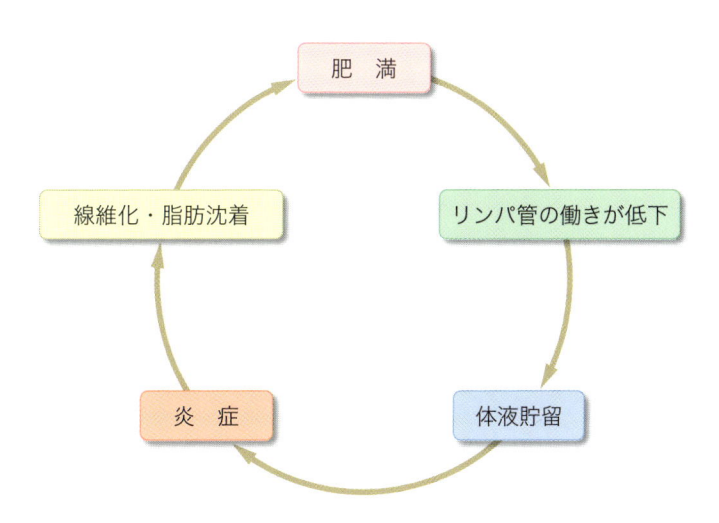

図4-2 肥満とリンパ浮腫の悪循環

2．感染症への対応

　感染症によって炎症を起こしている患肢では，皮下組織は大きくむくみ，炎症によって生じる皮下組織の線維化や脂肪沈着によってリンパ管の働きがさらに低下し，リンパ浮腫が悪化します．

　感染症を起こす原因として，爪の切り方，家事，園芸作業，農作業，ペットによる外傷などがあげられます．また，体調不良によって炎症が重症化する場合もあります．疲労が蓄積しないように体調管理に注意し，「これまでこの程度の傷は大丈夫だった」と安易に考えず，小さな傷もしっかりと予防しましょう．傷を負ってしまった場合は，放置せずにすぐに傷の手当てをし，必要に応じて医療機関を受診するようにします．

3．適度な運動

　適度な運動を行うことは症状の改善や悪化を防ぐうえでとても大切です．体内の水分は静脈とリンパ管によって心臓まで戻り，バランスが保たれていますが，適度な運動（図 4-3）がもらたす筋肉の動きがポンプとなって，静脈とリ

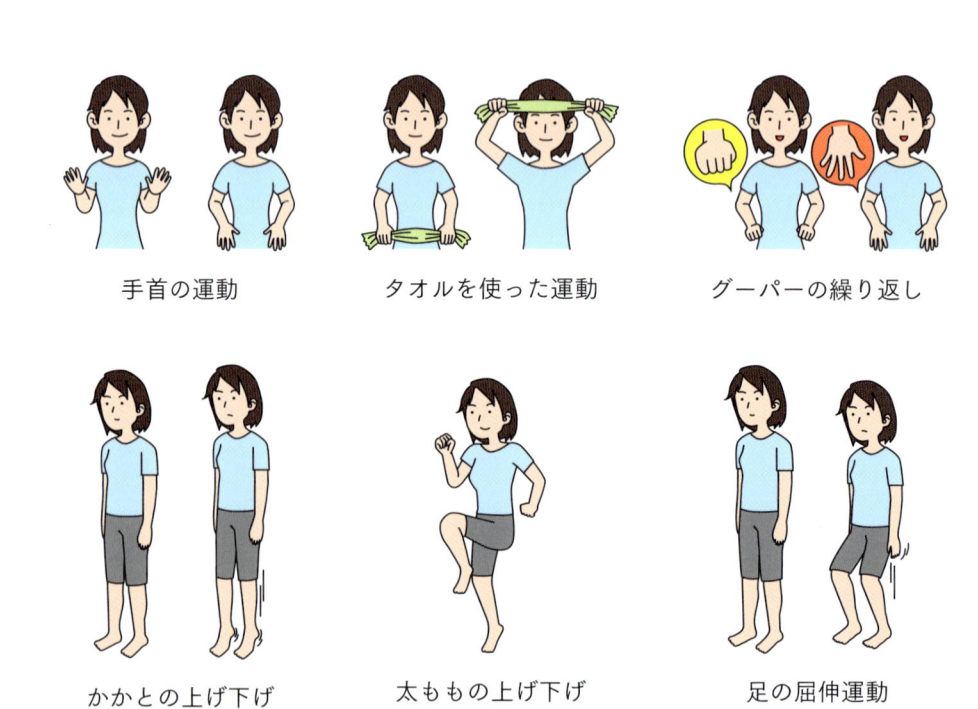

手首の運動　　　　　　　タオルを使った運動　　　　　グーパーの繰り返し

かかとの上げ下げ　　　　太ももの上げ下げ　　　　　足の屈伸運動

図 4-3　適度な運動

ンパ管の流れがよくなります．無理のない適度な運動を行って患肢の浮腫の改善や悪化を防ぐようにしましょう．

② 腕のリンパ浮腫の注意点

　一日中手や腕を使う仕事をしている方は，パートタイム勤務の方に比べて腕のリンパ浮腫が悪化しやすいとされています．長時間の作業で腕の皮膚に張りを感じる場合は，作業を中断して休憩を入れましょう．休憩中は腕をまっすぐに垂らすのではなく，テーブルやひじ掛けに置いて座るとよいでしょう．

③ 脚のリンパ浮腫の注意点

１．立ちっぱなし・座りっぱなしの影響

　立ちっぱなしや座りっぱなしは，脚がむくみやすくなり，リンパ浮腫を悪化させてしまいます．したがって，立ちっぱなし，座りっぱなしなどの同じ姿勢を続けることはできるだけ避け，同じ姿勢が続いた場合は，足首やひざの曲げ伸ばしなどを行い，ふくらはぎの筋肉を動かし，血液やリンパ液の循環が悪くならないようにしましょう．

２．衣類の締め付け

　リンパ浮腫患肢のリンパ液の流れは悪くなっているため，正常なリンパ管を利用して，うっ滞したリンパ液を迂回させる必要があります．下着やベルトなどで部分的に強く締め付けると，迂回路がつぶされてしまい，リンパ液を迂回させられずに症状が悪化しますので，ウエストやヒップ周りの補整下着など部分的に締め付けるものは，発症以前から使用しているものであっても着用を避けましょう．ウエスト周りのゴム・ひも・ベルトは単独では締め付けはそれほど強いものでなくても，それらが複数重なることで締め付けは強くなりますので，特に注意が必要です．

13 スキンケアについて教えてください

A

リンパ浮腫の患肢は正常な皮膚に比べて感染症にかかりやすく，また感染症にかかると炎症も悪化しやすい状態にあります．感染症を避けるためには，正しいスキンケアによって，皮膚を「清潔」に保ち，「保湿」を与えて，外傷などから「保護」することが大切です．

解説 ▶ **1 皮膚を清潔に保つ**

感染症を防ぐためには，患肢を清潔に保つことが大切です．むくんでいる腕や脚は，過剰に汗をかいて，あせもになることがあります．あせもを爪でかくことによって，感染症にかかる可能性もありますので，汗をかいたときはガーゼなどのやわらかい素材でやさしく汗をふき取りましょう．強くこするようにふき取ると，タオルとの摩擦で皮膚の乾燥が助長されるので気を付けましょう．

患肢を洗うときは，石けんやボディソープの泡を皮膚にのせて，手で転がすようにやさしく洗います．特に手足の指の間やわきの下，外性器など普段あまり空気に触れないところは，細菌が繁殖しやすいので，石けんなどを泡立てて，手でやさしく洗い，ガーゼなどのやわらかい素材でしっかり水分をふき取ります．また，陰部はぬるま湯できちんと流すようにしましょう．

白癬（水虫）などの皮膚感染症は，ひっかいて傷がつくと細菌が侵入しやすくなり，蜂窩織炎の原因となることがあります．蜂窩織炎とリンパ浮腫の発症や症状の悪化には強い関連があるため，リンパ浮腫を発症していない場合でも，必ず皮膚科を受診して早期に治療を行いましょう．

2 皮膚に保湿を与える

1．保湿の必要性

皮膚の表面にある角質層には，外部からの刺激（細菌など）から体を守る免疫機能と水分が体外に蒸発してしまわないように防御するバリア機能が備わっています（図 4-4）．そのため正常な皮膚では，細菌の侵入を防ぐことができますが，リンパ浮腫を発症するとむくんで皮膚が張ってしまって薄くなり，さらに汗腺の働きが不安定になることで乾燥することが多くなります．薄くなっ

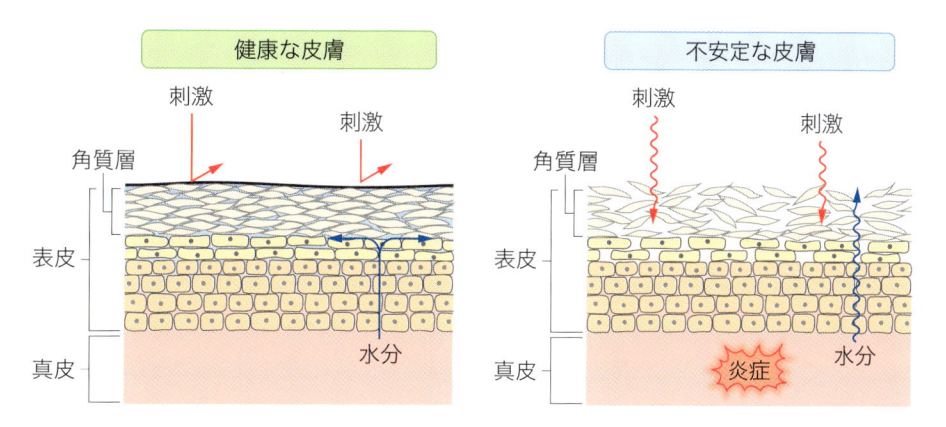

図 4-4　皮膚のバリア機能

健康な皮膚にはバリア機能によって外部の刺激（細菌など）から体が守られていますが，むくんで不安定になった皮膚ではバリア機能が弱まり，感染症のリスクが高まります．

て乾燥した皮膚ではバリア機能が低下し，衣服・弾性着衣とこすれただけでも傷つきやすくなりますので，しっかりと保湿を行い，乾燥しないようにすることが大切です．

2．保湿剤の選び方

　保湿剤は，皮膚への過度な刺激を避けるために，添加物やアルコール成分が入っていないものを選びます．市販されている保湿剤も使用できますが，かゆみなどの症状があるときは医療機関を受診し，処方されたものを使用しましょう．いずれにしても保湿剤の使い方に慣れるまでは，医療者の指導のもとで使うようにしてください．

　保湿剤のタイプにはローションやクリーム，軟膏などの種類があります．ローションは広範囲にひろげやすく，保湿クリームや軟膏は保湿効果が高いなど，それぞれに特徴があります．たとえば，汗をかきやすい夏場はローション，乾燥しやすい冬場はクリームを選択するなど，季節に合わせて使い分けることもよいでしょう．

　保湿クリームは，弾性着衣とじかに触れると生地の劣化を早めてしまうため，弾性着衣を着用する日中はローションを使用し，弾性着衣を着用しない就寝前や入浴後には保湿クリームを使用するなど使い分けるとよいでしょう[22,23]．弾性包帯を仕様する際には，しっかり保湿を行ってから多層包帯法を行いましょう．

　また，水虫などの皮膚感染症を起こしている部位は保湿クリームなどを用いるとかえって悪化してしまうこともあるので医療機関へ相談しましょう．

③ 皮膚を保護する

　リンパ浮腫の腕や脚は感染しやすいため，出血を伴わない小さなすり傷（擦過傷）や虫刺されでも，炎症の原因になることがあります．しかし，どんなに気を付けていても毎日の生活の中には，皮膚を傷つける原因はいたるところにあります．そのため皮膚を保護する方法を知っておくことが大切です．

1．虫刺され

　虫に刺されないように夏でも長袖や長ズボンを着用します．虫よけスプレーを使用することもよいでしょう．しかし，どんなに気を付けていても虫に刺されてしまうことがあります．虫に刺されたからといって必ず炎症を起こすわけではないので，焦らずに対処しましょう．刺されたところは，かけばかくほどかゆみが増すため，かきむしってしまう前に水で洗い流し，かゆみ止めを薄く塗りましょう．

2．けが

　切り傷やすり傷などは，患部を水でよく洗います．ささくれやあかぎれなどができてしまったら，悪くならないうちからこまめに手入れをします．手が荒れているときは素手で食器を洗ったり，庭を掃除したりすると傷口から細菌が侵入し感染症の原因になることがあるので，ゴム手袋を着用し皮膚を保護したうえで作業します．

3．日焼け

　虫刺されと同様に，日焼けの対策も基本は肌を露出しないことです．日焼けは一種のやけどであり，浮腫の悪化や発症を招きます．長袖や長ズボン，丈の長いスカート，日傘などを活用しましょう．また，出かける前に日焼け止めクリームやスプレーを使用したり，日差しの強い時間帯の外出を避けることも大切です．

4．ムダ毛の処理

　本来，皮膚にとっては自然のままにしておくのが一番ですが，気になる場合は，除毛・剃毛（毛ぞり）時に皮膚を傷つけないように心がけましょう．除毛用クリームは成分による刺激が強いためおすすめできません．また，カミソリ

よりも電気カミソリを使用して安全に行いましょう.

5．爪の切り方

　足の指にむくみがある場合，爪の周りの組織が盛り上がることで，爪が変形したり，巻き爪のようになってしまうことがあります．このことが炎症を繰り返す原因になるので早めに治療しましょう.足の爪を切るときは深爪に注意し，伸びたときに巻き爪にならないように端を短く切らずに爪先を四角に整えます.

　スキンケアはリンパ浮腫の治療において重要ですが，何よりも継続していくことが大切です．そのためには医療機関へ相談のうえ，負担になりすぎずに無理なく続けられるように，生活スタイルに合わせたスキンケアの方法を見つけることが大切です.
　また，発赤・熱感・発疹などの皮膚のトラブルが生じた場合は，すみやかに医療機関に連絡をして適切な処置を受けましょう.

なぜ圧迫が必要なのでしょうか

14

A

圧迫療法は，毛細血管からの水分（血漿）の漏れ出しを抑え，組織間液の回収を促すことで浮腫を改善させます．具体的には，弾性包帯と弾性着衣を用いる方法があります．

解説 **1** **なぜ圧迫を行うのか**

通常，毛細血管は組織に必要な水分や栄養を送り，不要になり組織間に溜まった水分や老廃物はリンパ管や血管が回収して心臓に送り返しています（3 ページ図 3 参照）．

リンパ浮腫は，1 章で述べたようにリンパ液の流れが手術や放射線などの影響で阻害されて組織間に水分や老廃物が過剰に溜まった状態です．圧迫療法は，血管から漏れ出す水分を抑えるとともに，組織間に溜まった水分や老廃物の回収を促進することで，浮腫を改善する効果があります．

2 **弾性包帯と弾性着衣**

弾性包帯を用いた圧迫療法は，手足に何層（多層）も包帯を巻いて圧迫することから多層包帯法と呼ばれます．

弾性包帯は，浮腫の変化に応じて巻くことができるため，患肢の変形（図4-5）が著しい場合，皮膚の色やしわなどの皮膚変化がある場合，皮膚潰瘍，リンパ漏などの皮膚の合併症がある場合，患者さん自身で弾性着衣の着脱や管理ができない場合などに選択されます[22]．また，特にリンパ液を集中的に排液したい場合（集中排液期）に用いられます．

弾性着衣は伸縮する素材を用いて作られたもので，上肢用は弾性スリーブ，下肢用は弾性ストッキングと呼ばれます．弾性包帯と異なり浮腫が変化して周径や形状が変わると適切な圧迫ができなくなります．そのため，浮腫が強い場合には弾性包帯や他の治療で浮腫を軽減させた後に，その周径や形状を維持する維持・改善期に着用します．ただし，症状が悪化した場合や皮膚の硬化が生じた場合は，弾性包帯を用いた圧迫を補助的に行いながら症状の改善をはかることもあります[24]．無理な圧迫や症状に合わない弾性着衣の着用は，痛み，しびれ，浮腫の悪化，炎症などを招く原因となるため，必ず医師などのリンパ

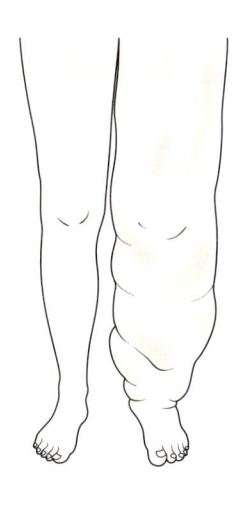

図 4-5 **患肢の変形**
重症化したリンパ浮腫の患肢では，体内に大量
にたまった水分によって，皮膚が垂れ下がり，
しわが形成されることもあります．

浮腫専門の医療者の指導を受けましょう[24]．また，就寝時に着用すると静脈
の流れが変化し必要以上に圧がかかるおそれがあるため，日中だけの着用とす
るか，就寝時には弱圧の弾性着衣を着用します[25]．着用中に血行障害（爪の
色の変化，皮膚が紫色に変化する，局所が冷たいなど）や，しびれなどの神経
障害があれば着用を中止して原因を確認します[25]．

③ 圧迫療法の注意点

　圧迫療法は，複合的治療の中で最も科学的に効果が証明されているもので複
合的治療の中心となるものですが，いくつかの注意が必要です．

　まず，浮腫が生じた部位に急性炎症，重度の血行障害（動脈血の流れが悪い
状態），深部静脈血栓症がある場合，重症心不全などを併発している場合は原
則的には圧迫を行わず，まずそれらの治療を優先し，状態が改善した後に圧迫
療法を行います．

　圧迫療法を注意深く行わなければならないものとして，浮腫が生じた部位の
知覚障害，軽度の血流低下，麻痺，軽度の心不全などを併発している場合など
があります．このような場合は，不用意に圧迫すると症状を悪化させることが
ありますのでリンパ浮腫専門の医療者の指導を受けましょう．

　弾性包帯・弾性着衣ともに正しく使用しないと浮腫をかえって悪化させるこ
とがあります．そのため，正しい着脱法・使用法の指導が大切であり，正しい
装着や使用ができない人に用いるべきではありません．

Q15 弾性着衣と弾性包帯は，どのように使い分けるのでしょうか

軽度なリンパ浮腫（病期分類Ⅰ～Ⅱ期）では弾性着衣，中等度のリンパ浮腫（Ⅱ期）の治療初期と重度のリンパ浮腫（病期分類Ⅱ期後期以降）では弾性包帯を用いるのが，標準的な治療方法になります．そこに患者さんごとの症状や日常生活の状況なども加味して，適切な圧迫方法を決定します．

解説 ▶ **1 浮腫の治療段階に応じた圧迫療法**

リンパ浮腫の治療は，大きく以下の２段階に分かれています（図 4-6）．

①**集中排液期**：この治療時期には，弾性包帯による圧迫療法を中心として，患肢にたまった組織間液（水分）を集中的に減少させます．

②**維持・改善期**：集中排液期の圧迫療法である程度細くなった患肢の太さを弾性着衣を用いて維持しながら，改善していきます．

一般に治療初期には効果が出やすく，劇的に患肢の太さ・大きさが改善することもあります．中等度（病期分類Ⅱ期）以上（Q1 表 1-4 参照）のリンパ浮腫治療では，まず弾性包帯による多層包帯法を用いて改善をはかった後に，弾性着衣を用いることが多いです（表 4-3）．

※患者さんの希望や医療機関で対応できる治療の内容・頻度などによって，集中排液期の治療初期でも弾性着衣を選択する場合があります．

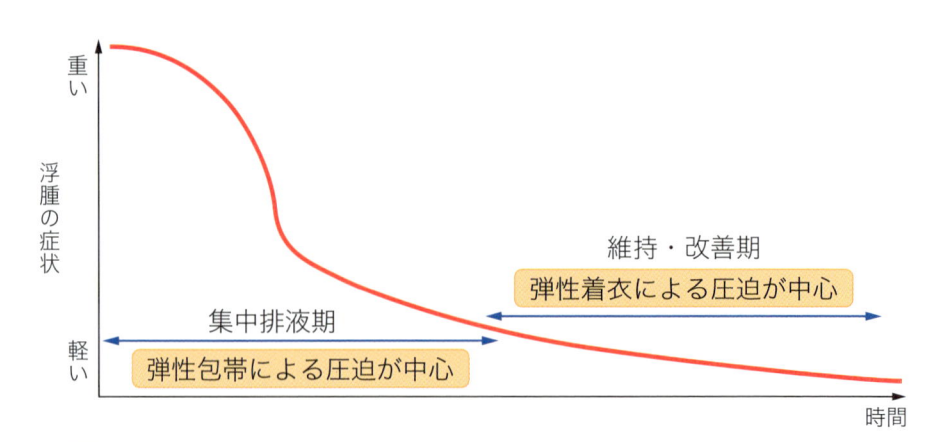

図 4-6　治療段階に応じた圧迫療法

2 浮腫の状態に応じた圧迫療法

　浮腫は腕や脚に均等に起こるとは限りません．場所によって浮腫が強い部分と弱い部分が生じると患肢の形状が変化します．このような状態を患肢の変形と呼びます（図 4-5 参照）．

　患肢の変形が少ない軽度〜中等度（病期分類 I 〜 II 期）のリンパ浮腫では弾性着衣が第一選択となります．患肢の変形が高度なリンパ浮腫（病期分類 II 期後期以降）では，弾性着衣で均一に圧迫することは難しくなるため，弾性包帯による多層包帯法が望ましいでしょう．

　変形が高度な腕や脚に既製の弾性着衣を着用すると，くい込みや重なりにより，血行障害を生じたり，患肢の変形を助長する可能性があります．中等度（II 期）以降のリンパ浮腫に弾性着衣を導入する場合は，医療者と相談のうえ，慎重に検討する必要があります．

3 日常生活の状況に応じた圧迫療法

　圧迫療法はセルフケアとして日常生活で継続して行っていく必要のある治療です．そのため，日常生活に見合った圧迫方法を見つけていくことが大切です．

　たとえば，弾性包帯による多層包帯法はむくんでいる腕や脚の形状に合わせて圧迫できる利点はありますが，その手技は弾性着衣の着用よりも練習や慣れが必要であり，自己管理能力や周囲（家族など）のサポート体制によっては患者さんや家族だけでは着脱・管理ができないことがあるため導入が難しいことがあります．また，弾性着衣に比べて短期で治療効果が出やすいという利点はありますが，生活がしづらくなることがあるため，日常生活の状況によっては弾性着衣と多層包帯法を併用することもあります．

表 4-3　弾性着衣と弾性包帯の適応

弾性着衣	弾性包帯
・集中排液期後の維持・改善期	・浮腫の治療初期（集中排液期）
・患肢の変形が軽度から中等度	・変形が高度なリンパ浮腫
・患者さん・家族で着脱・管理ができる	・皮膚の合併症を伴う場合（皮膚潰瘍，リンパ漏など）
	・患者さん・家族で弾性着衣の着脱・管理ができない場合（医療者が実施）

 **弾性着衣には，どんな種類があるのでしょうか**

弾性着衣は，着用部位や症状に応じて，さまざまな種類のものがあります（表 4-4, 5）．着用感や着脱のしやすさ，価格なども考慮して，リンパ浮腫専門の医療者と相談のうえで決定することが大切です．

解説 ① **弾性スリーブ**

　弾性スリーブは上肢のリンパ浮腫に用います．表 4-4, 5 に示すような各種のタイプがありますが，症状や着用感などを考慮して選択します．

　肩の近くまで浮腫がある場合は，肩まで装着するタイプを選択しますが，ずり落ちるのを防止するためにベルトがついたものやブラジャーと固定できるものもあります．また，手首から先が一体になった**一体型**（指部分を圧迫しないミトンと指まで圧迫するグローブがあります）と手首までのスリーブとミトン・グローブが別々の**分離型**があります．分離型のスリーブのみを使用すると手の甲（手背）の浮腫が悪化するため，原則としてミトン・グローブと一緒に使用します．分離型には腕と手で症状が異なる場合などに別々のサイズを選択できるというメリットもありますが，手首の部分で両者が重なって締めつけが強くなり手の浮腫が悪化するおそれもありますので，注意が必要です．

② **弾性ストッキング**

　弾性ストッキングは下肢のリンパ浮腫に用います．上肢用の弾性スリーブと同様，症状や性別に合わせた各種の弾性ストッキングがあり，それぞれ特徴があります（表 4-6）．

　腹部や陰部に浮腫がある場合は，下腹部を圧迫するガードルや陰部サポーターを併用することもあります（Q27 参照）．

表 4-4　弾性着衣の種類と特徴（ミトン・グローブ）

表 4-4　弾性着衣の種類と特徴（ミトン・グローブ）

	ミトン	グローブ	ひじまでタイプ
種類	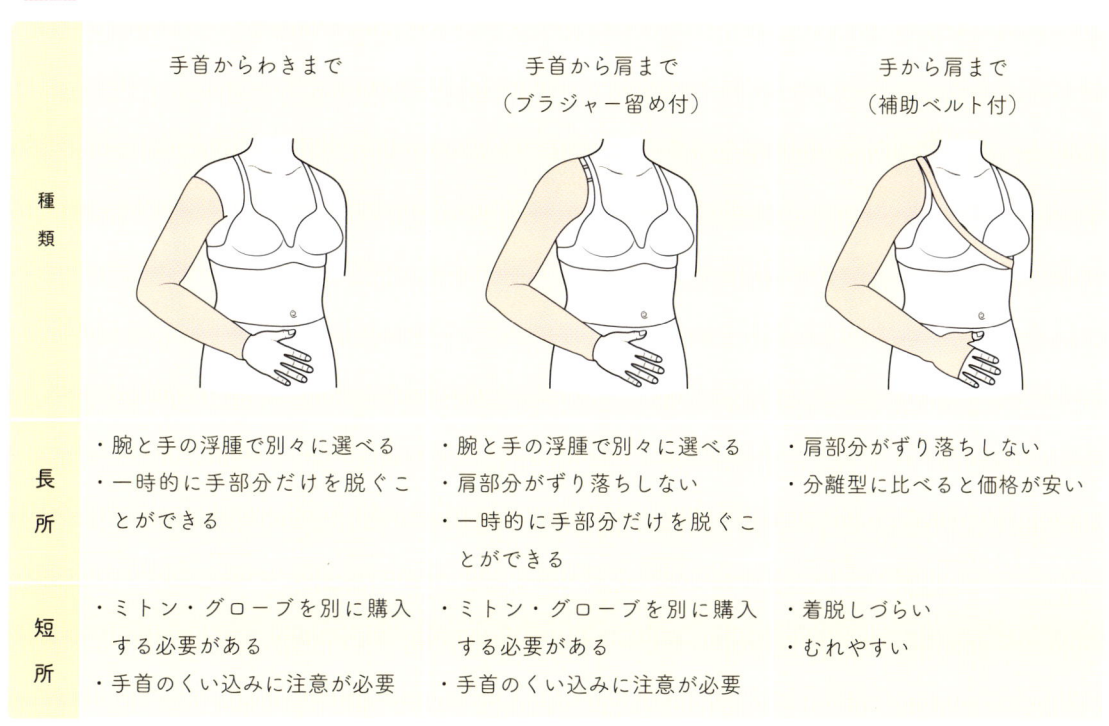		
長所	・手の浮腫にあわせて選べる ・指先で細かい作業も行える ・むれにくい	・手の浮腫にあわせて選べる ・指先まで圧迫が可能	・手の浮腫にあわせて選べる ・指先とひじまで圧迫が可能
短所	・指先部分に浮腫が生じないか注意が必要 ・手首にくい込みが生じやすい	・指先を使う作業がしづらい ・手首にくい込みが生じやすい ・むれやすい	・着脱しづらい ・むれやすい

表 4-5　弾性スリーブの種類と特徴

	手首からわきまで	手首から肩まで （ブラジャー留め付）	手から肩まで （補助ベルト付）
種類			
長所	・腕と手の浮腫で別々に選べる ・一時的に手部分だけを脱ぐことができる	・腕と手の浮腫で別々に選べる ・肩部分がずり落ちしない ・一時的に手部分だけを脱ぐことができる	・肩部分がずり落ちしない ・分離型に比べると価格が安い
短所	・ミトン・グローブを別に購入する必要がある ・手首のくい込みに注意が必要	・ミトン・グローブを別に購入する必要がある ・手首のくい込みに注意が必要	・着脱しづらい ・むれやすい

表 4-6　弾性ストッキングの種類と特徴

種　類	長　所	短　所
ストッキング ももまで　　　鼠径部まで	・太ももまで圧迫できる ・比較的着脱しやすい ・むれが少ない	・ずり落ちやすい ・太ももにくい込むおそれがある
ベルト付き片脚用 ストッキング 	・ずり落ちにくい ・比較的着脱しやすい ・むれが少ない	・太ももにくい込むおそれがある
パンスト 	・ずり落ちにくい ・くい込みにくい ・ファッション性（見た目）がよい	・片脚のリンパ浮腫や左右差が大きいリンパ浮腫には使いにくい ・比較的着脱しづらい ・むれやすい ・値段が高い
片脚用パンスト 	・ずり落ちにくい ・くい込みにくい ・比較的着脱しやすい ・むれが少ない	・サイズが合わないと健側（浮腫がない方）の太ももが締めつけられることがある ・オーダーメイドのため高価

弾性着衣の圧とサイズについて教えてください

A

弾性着衣の圧は，腕や脚の付け根から先端にいくほど段階的に強くなります．圧の強さは上肢では弱圧，下肢では中圧を標準として選択します（表4-7）．サイズは上肢では手首，下肢では足首を基準とします．

解説 ▶ **1** 弾性着衣の圧迫圧

弾性着衣の圧迫圧は，静脈の血液やリンパ液の流れを促進させるため，手足の指先方向に向かうにつれて圧が高くなっています（図4-7）．

弾性ストッキングでは足関節（足首のこと），弾性スリーブでは手関節（手首のこと）の圧迫圧が基準となっており，弾性ストッキングでは足関節の圧迫圧を10とすると太ももの方に向かい，10→7→4と段階的な圧迫圧になっています．

弾性スリーブでは手関節を10とすると肩の方にいくにしたがって，10→9→7と段階的な圧迫圧となっています．弾性スリーブのほうが圧迫圧の変化がゆるやかなのは，脚に比べると腕のほうが重力の影響が小さいためです．

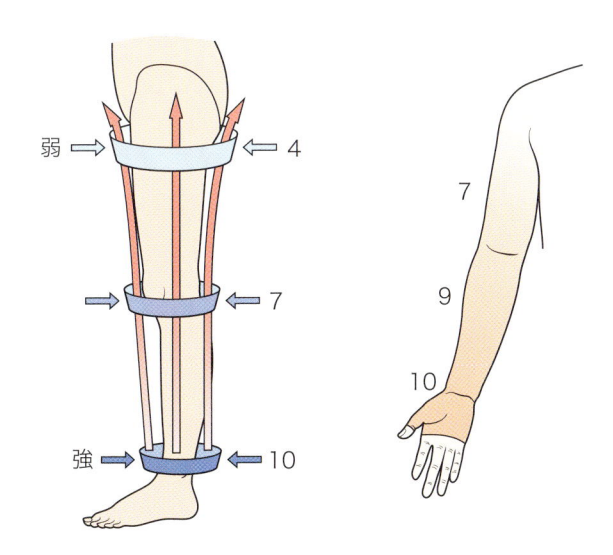

図4-7 弾性着衣の段階的な圧迫圧

表 4-7 圧迫圧の選択の目安（米国で広く用いられている標準に準じたもの）

圧迫圧		適　応
弱　圧	20〜29 mmHg	下肢のリンパ浮腫（軽度），上肢のリンパ浮腫
中　圧	30〜39 mmHg	下肢のリンパ浮腫
強　圧	40 mmHg 以上	下肢のリンパ浮腫（重度）

② 圧迫圧の選び方

　弾性着衣の圧迫圧の選択に際しては，表4-7のような目安があります.「目安」とされているのは，リンパ浮腫の症状は個人差が大きく，たとえば症状が同じ中等度（Ⅱ期）でも，実際はかなり個別性が強いことによります．また，たとえ同じような症状であったとしても圧迫に対する患者さんの感じ方もそれぞれであり，一様に決定できないという面もあります.

　圧迫圧の選び方だけでなく，弾性着衣の選び方全体に言えることですが，リンパ浮腫専門の医療者によく相談して，負担がかかり過ぎない範囲で治療効果が得られる選択をすることが大切です．弾性着衣にはさまざまな圧迫圧とサイズのものが各社から販売されていますが，患肢の変形などがある重症リンパ浮腫では，既製品では適切な圧迫圧を得られないため，オーダーメイドで作製することもあります．また，圧迫圧はメーカーによって異なりますので，着用前に確認してください.

③ サイズの選び方

　弾性スリーブでは手首のもっとも細いところ，弾性ストッキングでは足首のもっとも細いところの太さを基準に選択します．ぴったりのサイズがない場合は，小さめのサイズを選ぶとくい込みなどのおそれがありますので，大きいサイズを選択するようにします．また，同じサイズの表記（S・M・L など）であっても，メーカーごとに定めている範囲は異なりますので，その点には注意が必要です.

Q 18 丸編み・平編みについて教えて ください

A

弾性着衣には，生地の編み方によって伸び縮みしやすい丸編みとあまり伸び縮みしない平編みがあります．一般的には市販品では丸編みのものが多く，オーダーメイドでは平編みを用いることがあります．

解説 **1 伸びやすさについて**

弾性着衣には，伸びやすさの異なる製品が用意されていますが，この伸びやすさを表すのが**伸び硬度（引っ張ったときの抵抗力）**になります．伸び硬度と伸縮性はちょうど反比例の関係になり，伸び硬度が高いと伸びにくく，あまり伸縮しなくなり（軽度伸縮性），伸び硬度が低いと伸びやすく，よく伸縮する（高度伸縮性）ということになります．

伸び硬度の異なる製品は用途も異なります．筋ポンプ作用（Q23 図 4-19 参照）を高めて，患肢の浮腫を減少させたい場合は，伸びにくい（伸び硬度の高い）弾性着衣を使用し，浮腫が落ち着いてきた維持・改善期や夜間の就寝時にも弾性着衣を装用する場合には，伸びやすい（伸び高度の低い）弾性着衣を用います．

2 丸編みと平編み

弾性着衣には丸編みと平編みという二つの編み方があります．丸編みは着用時に均等な圧迫圧となるように縫い目がない（シームレス）製法で編まれています．市販品の弾性着衣のほとんどは丸編みで編まれています．

平編みは市販品の弾性着衣では合うものがない場合などにオーダーメイドで作られる弾性着衣に使用されることの多い編み方で，筋ポンプ作用を高めたい場合などに用います．

Q 19 どうすれば弾性着衣がうまく着用できますか

A

弾性着衣は，均一な圧迫圧が皮膚にかかるようにしっかりと引き上げて，しわが寄らないように着用します．ゴム手袋や各種補助具の使用も有効です．

解説 ① 着用の手順

　弾性着衣は，均一な圧迫圧が皮膚にかかるようにしっかりと引き上げて，しわが寄らないように着用します．むやみに強く引き上げてしまうと弾性着衣を損傷してしまうだけではなく，くい込みやしわなどの原因にもなり，本来の圧迫効果を得られなくなってしまいます．自分では着用が難しい場合は，家族等のサポートを受けるようにしましょう．また，以下のような工夫で着用しやすくすることも可能です．

- ゴム手袋の使用（図 4-8）：弾性着衣は肌の色と同じような色をしているのでゴム手袋を使用することで弾性着衣が見やすくなります．また，ゴムによる抵抗によって着用時の力を軽減でき，爪で弾性着衣を傷つけてしまうことも防げます．
- 補助具（バトラー®，イージースライド® など）の使用：装着のストレスを軽減させ，正しい着用を助けてくれます（図 4-9）．

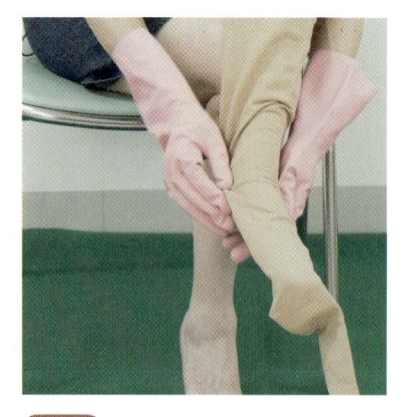

図 4-8 ゴム手袋の使用

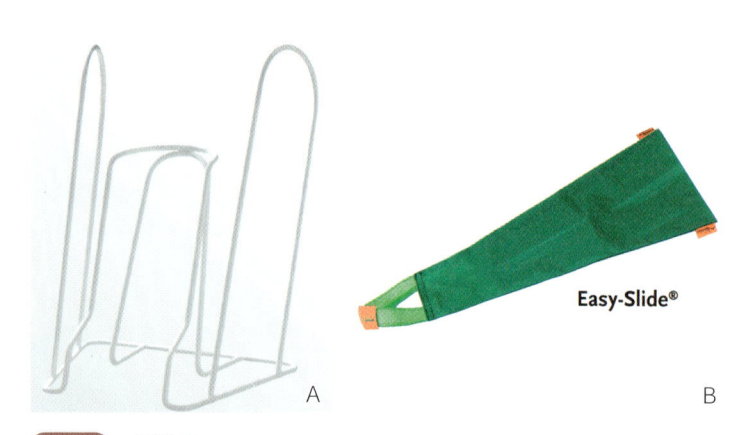

Easy-Slide®

A　　　　　　　　　　　　　　　B

図 4-9 補助具
A：バトラー（写真提供：ナック商会株式会社），B：イージースライド（写真提供：アルフレッサファーマ株式会社）

2 弾性スリーブの着用方法（図4-10）

　弾性スリーブには，一体型と分離型があります（Q16参照）．生地のしわ，よれ，ずり落ちなどは正しい圧迫圧を得られないばかりか，浮腫を悪化させるおそれもありますので，着用時の確認はもちろんですが，着用中も確認するようにします．着用は分離型のほうがしやすいです．

動画で学ぶ：弾性スリーブの着脱方法

Webサイトで弾性スリーブの着脱方法を動画で説明しています．
①パソコン：インターネットに接続してアドレスバーに下のアドレスを入力します
　　　　　　https://www.ishiyaku.co.jp/ebooks/731910/
②スマートフォン・タブレット：右のQRコードを読み取ってください

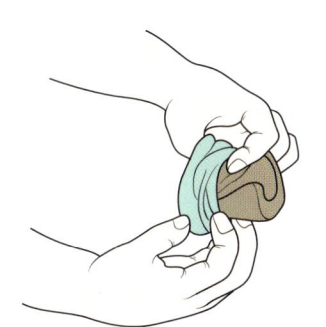

①手首の部分まで生地を裏返しにします

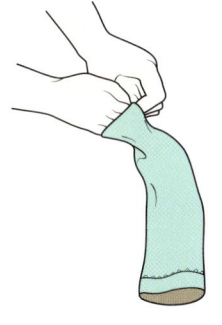

②手首を弾性スリーブに入れます

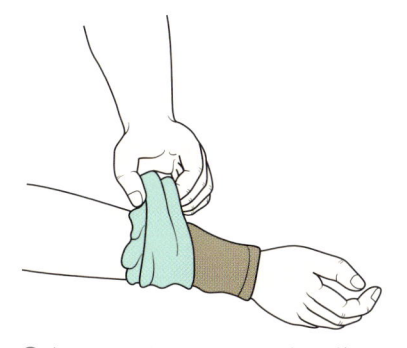

③裏返した生地を戻すように着用していきます（ゴム手袋を使うと着用しやすくなります）

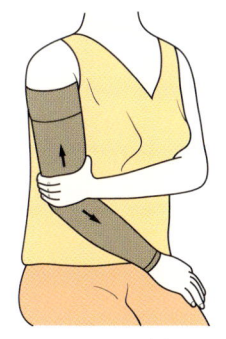

④しわなどがないか確認して着用は完了です

図4-10　弾性スリーブの着用方法（①〜④）

③ 弾性ストッキングの着用方法（図4-11）

　弾性ストッキングの着用は，弾性スリーブよりも難しく，慣れるのに少し時間がかかります．弾性着衣による圧迫は，リンパ浮腫の治療の中でも重要な位置を占めますので，正しい着用方法を身につけるようにしてください．うまくはけない場合や，はくのが大変な場合は，図4-9 にあげた補助具を使用することもよいでしょう．

動画で学ぶ：弾性ストッキングの着脱方法

Web サイトで弾性ストッキングの着脱方法を動画で説明しています．
①パソコン：インターネットに接続してアドレスバーに下のアドレスを入力します
　　　　　　https://www.ishiyaku.co.jp/ebooks/731910/
②スマートフォン・タブレット：右の QR コードを読み取ってください

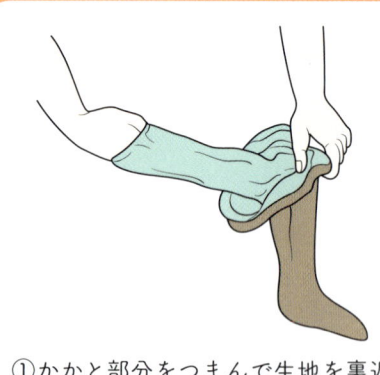

①かかと部分をつまんで生地を裏返します

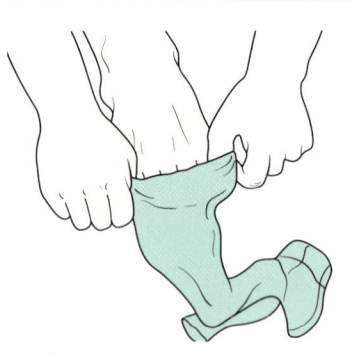

②足先部分を入れます

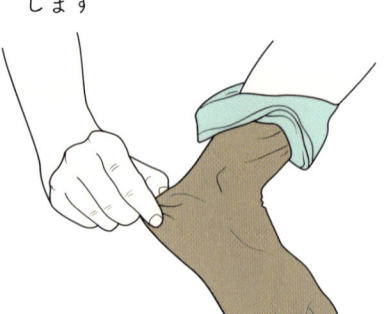

③かかとまではけたら，かかとの位置を合わせます

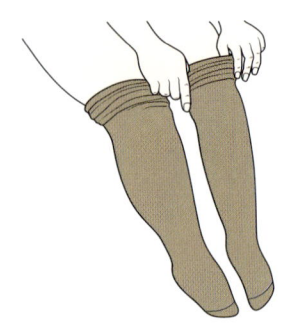

④もう片方も同様にはいてから，片脚ずつひざまではきます．ひざから上は立ち上がって着用します

図4-11　弾性ストッキング（パンストタイプ）の着用方法（①〜⑧）

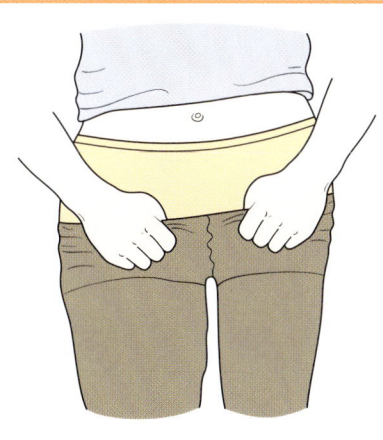 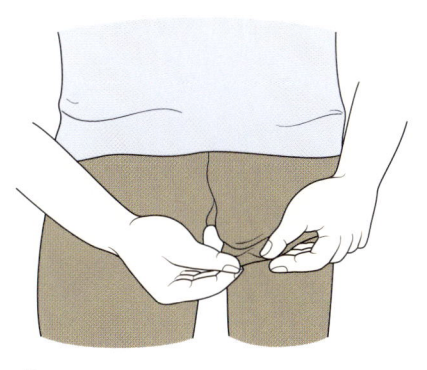

⑤太ももまではけたら，しわや重な　　⑥腰まではけたら，生地の切り替え
　りを直します　　　　　　　　　　　　部分を股下の高さで水平になるよ
　　　　　　　　　　　　　　　　　　　うに整えます

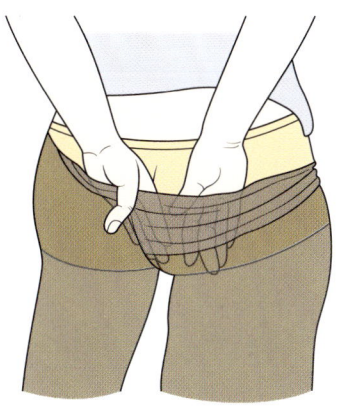 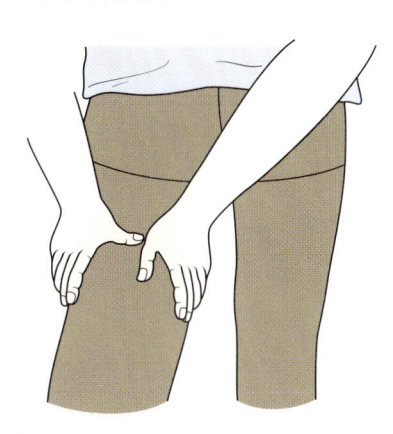

⑦手袋を外して，おしり部分の生地　　⑧最後に全体の生地が均一に伸びて
　を引き上げて，位置を整えます　　　　いるか，しわなどがないかを確認
　　　　　　　　　　　　　　　　　　　して，着用の完了です

図 4-11　弾性ストッキング（パンストタイプ）の着用方法（つづき）

④　使用上の注意点

　弾性着衣は，浮腫の軽減には欠かすことはできませんが，正しく着用しない
と，かえって浮腫を悪化させたり，皮膚の合併症などをひき起こす場合があり
ます．弾性着衣の着用で気を付ける必要があるのが，図 4-12, 13 に示すよう
な「ずり落ち・めくれあがり・しわ」などによって，一部分のみに強い圧がか
かってしまうことです．適切な弾性着衣を選択し，ずり落ちやめくれ上がり・
しわが生じていないかこまめに確認するようにしましょう．また，夏には圧迫
圧やサイズを少し下げるなど，季節に合わせて弾性着衣の選択をすることも，
継続的に弾性着衣を使用していくうえで大切です．

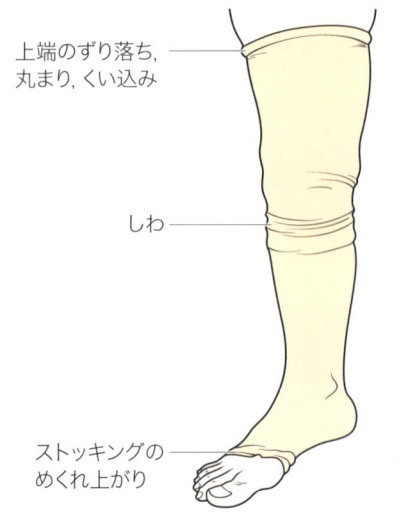

上端のずり落ち,丸まり,くい込み

しわ

ストッキングのめくれ上がり

図 4-12 弾性着衣（弾性ストッキング）の使用上の注意点

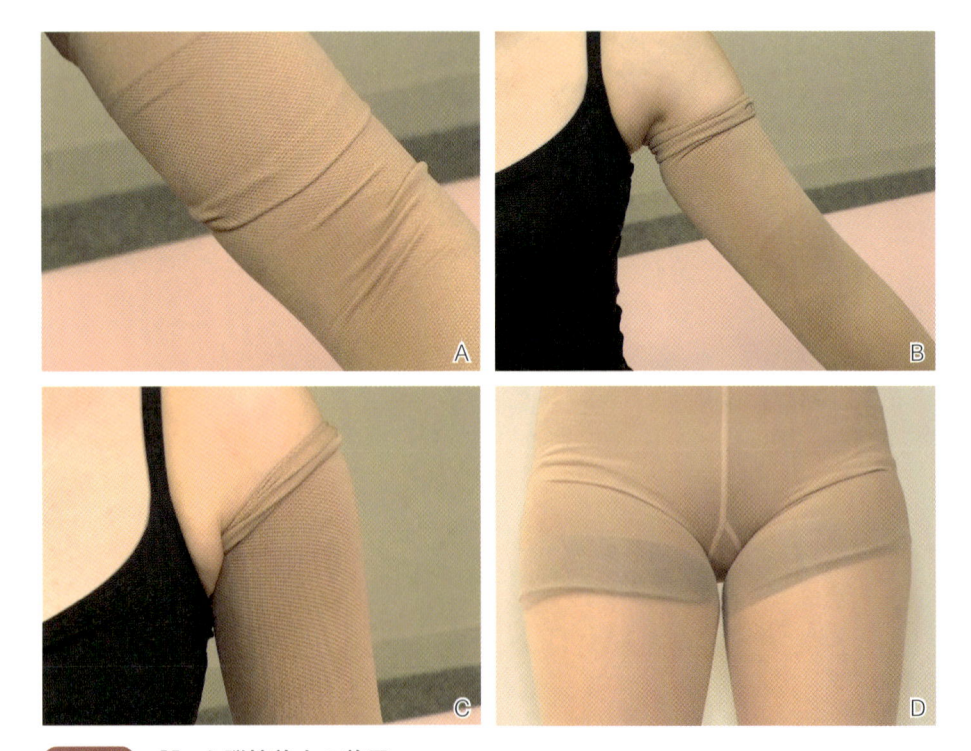

A

B

C

D

図 4-13 誤った弾性着衣の着用

A：しわ，B：くい込み，C：スリーブの引き上げすぎ，D：ストッキングの引き上げすぎによる鼠径部のくい込み

Q20 弾性包帯の巻き方を教えてください

弾性包帯による圧迫は，伸縮性の少ない弾性包帯を用いて腕や脚の指先から腕や脚の付け根に向かって包帯を重ねながら，らせん状に巻くことが基本です．関節の部分は8の字に巻くことで関節運動を阻害しないようにします．

解説 ① **弾性包帯での圧迫の特徴**

弾性包帯による圧迫は，伸縮性の少ない弾性包帯を何層にも巻くことから**多層包帯法**と呼ばれています．患肢の浮腫を軽減させる効果は弾性着衣や運動療法などよりも高いとされています．

手足の太さには個人差があり，浮腫が強くなると患肢の変形もみられるため弾性着衣では均等に圧をかけることが困難です．また，治療によって患肢の太さが変わっても弾性着衣ではそれに応じて圧を変化させることができません．その点，弾性包帯では使用する製品や材料，巻き方を変えることで手足の太さの違い，患肢の太さの変動などに柔軟に対応でき，より適切に圧をかけることができます．

② **使用する製品・材料**（図4-14）

弾性包帯には多種多様な製品や材料があり，それぞれに特徴があります．また，科学技術の進歩に伴い製品・材料は著しく変化します．ここでは代表的な製品や材料を紹介しますが，より効果をあげるために使用する製品や材料については，医療機関で助言を受けるようにしましょう．

①**筒状包帯**：汗を吸収し皮膚を保護するために使用します．自分の腕や脚の太さにあったものを選びましょう．

②**パッティング包帯**：皮膚を保護するとともに，弾性包帯による圧を均等にするために使用します．ウレタンロールなどの固定にも用います．

③**ウレタンロール**：皮膚を保護して弾性包帯による圧を均等にするため，ならびに硬くなった皮膚を柔らかくするために使用します．

④**指包帯**：手足の指を巻くために使用します．柔らかく，指の動きを阻害しないようにできています．ただし，耐久性は劣ります．

⑤**弾性包帯**：一般的には伸縮性の少ないリンパ浮腫治療専用の弾性包帯を用

います．伸縮性が少ないために非弾性包帯とかショートストレッチ包帯と呼ばれることもあります．

⑥テープ：主に弾性包帯の端を固定するためのもので，粘着剤が弱く残りにくいものが使われます．

⑦保湿剤：皮膚を保護するために包帯を巻く前に保湿剤を用います．保湿剤は医療機関にも相談のうえ，自分に合ったものを選びましょう．

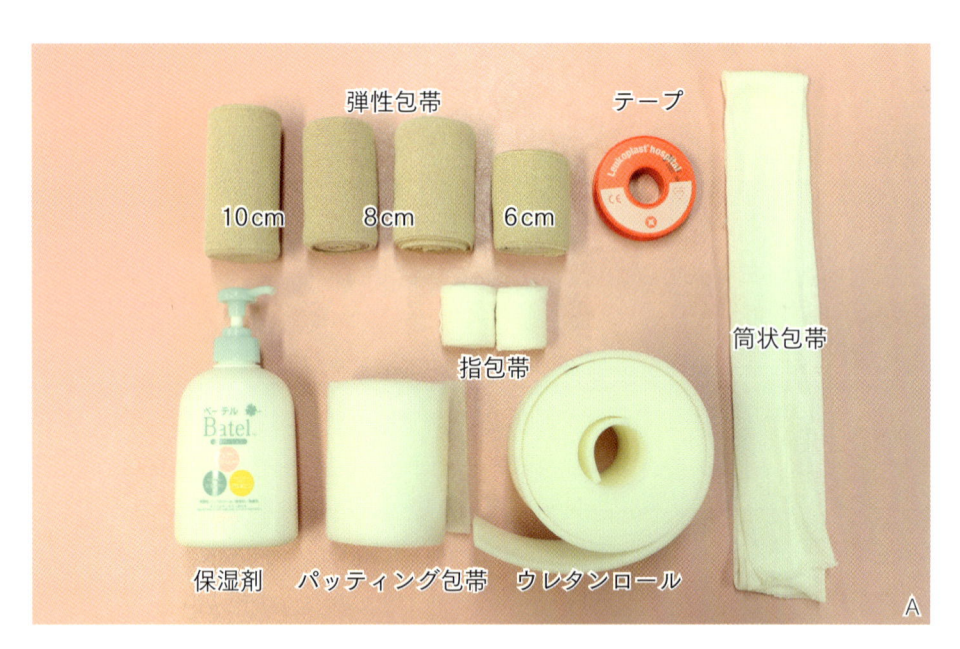

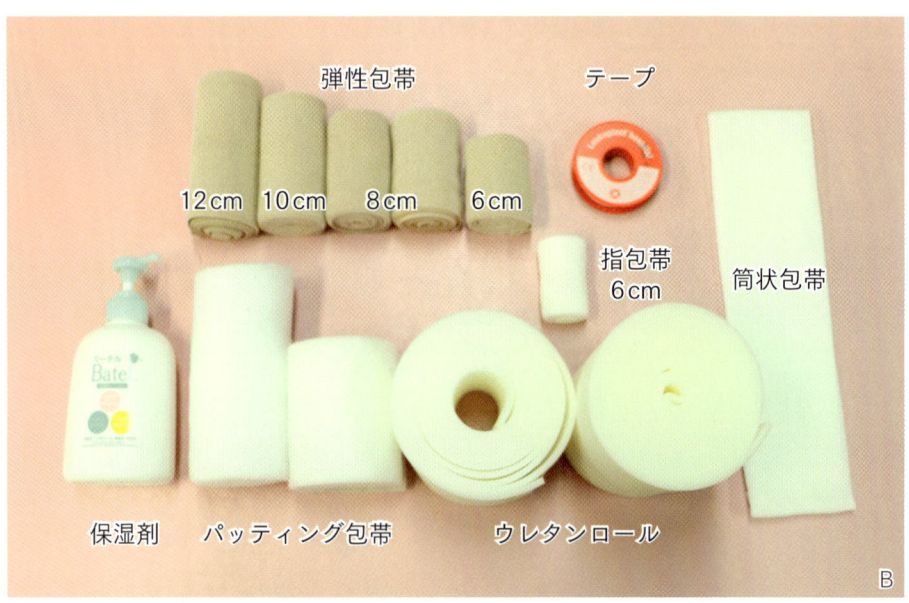

図4-14 多層包帯法の準備（A：上肢の準備，B：下肢の準備）

③ 上肢の多層包帯法（図4-15）

　弾性包帯による多層包帯法は，弾性着衣の着用に比べ，使用する材料も多く，手順も複雑です（特に患肢が利き手の場合は，一人で巻くのは難しくなります）．したがって，通院が可能であれば，リンパ浮腫専門の医療者のいる医療機関で巻いてもらうことが望ましいです．

　患者さんやその家族が巻く場合は，リンパ浮腫専門の医療者から指導を受けて，適切な圧迫圧で巻けるよう，繰り返しながら慣れていく必要があります．

動画で学ぶ：上肢の弾性包帯の巻き方

Web サイトで上肢の弾性包帯の巻き方（多層包帯法）を動画で説明しています．
①パソコン：インターネットに接続してアドレスバーに下のアドレスを入力します
https://www.ishiyaku.co.jp/ebooks/731910/
②スマートフォン・タブレット：右の QR コードを読み取ってください

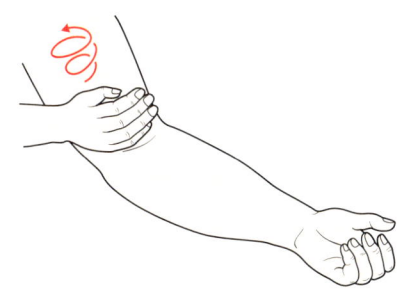

①スキンケア：乾燥を防ぐため，保湿クリームを腕全体に塗ります

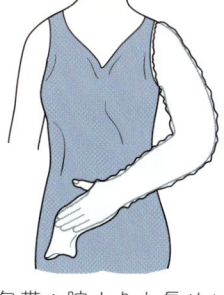

②筒状包帯：腕よりも長めにカットして，親指を通す穴を開けて，親指を通します

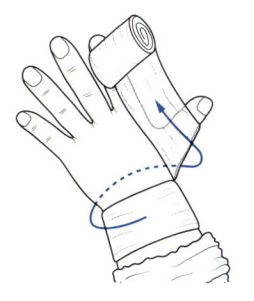

③指包帯：親指側から巻き始めます．手首を1周し，親指を巻きます

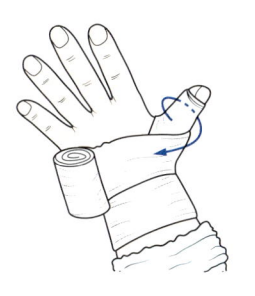

④爪の生え際から指の付け根に向かって3周ほど巻き，手首に戻ります

図4-15　上肢の多層包帯法（①〜⑯）

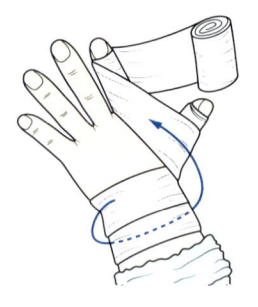
⑤人差し指から小指まで同じように
巻きます．指の包帯を巻くときは
しっかりと手を広げて巻きます

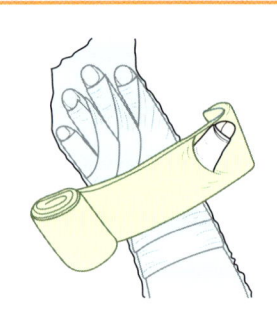
⑥ウレタンロール：親指部分に穴を
開けて通して，親指を通します

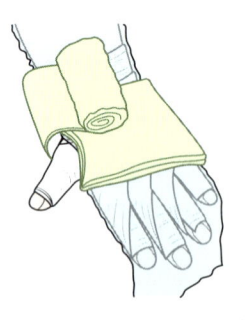
⑦ウレタンロールの端は，小指の付
け根を通るように巻きます

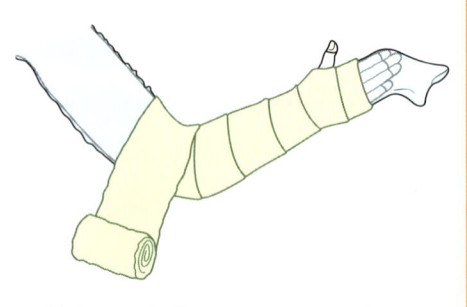
⑧半分程度重ねながら，ゆるまない
ように腕の付け根まで巻きます

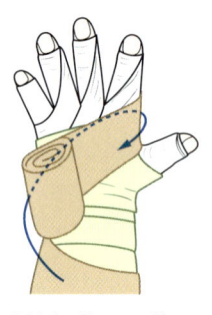
⑨6cm 弾性包帯：手首を 1 〜 2 周
巻き，指の付け根を 2 〜 3 周巻
きます

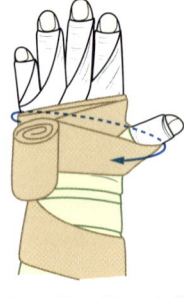
⑩小指から人差し指と小指から親指
までを交互に巻きます

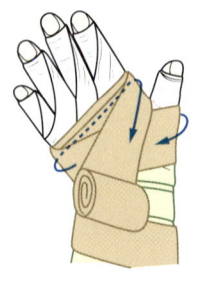
⑪これを 2 回繰り返します

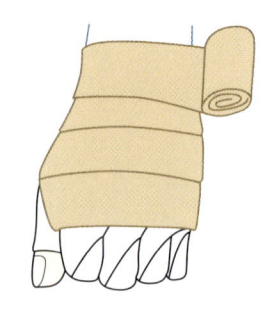
⑫手首から上は手を握って巻きます

図 4-15 上肢の多層包帯法（つづき）

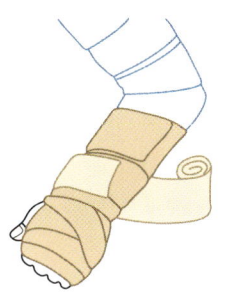
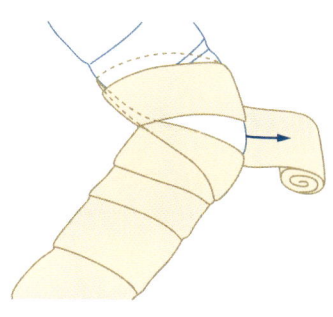

⑬ 8cm 弾性包帯：手首からひじに向かって半分程度重ねながら，ゆるまないように巻きます

⑭ ひじ部分は，ひじの内側で包帯が交差するように 2 周巻き，最後にひじ頭を巻きます

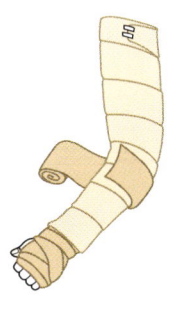
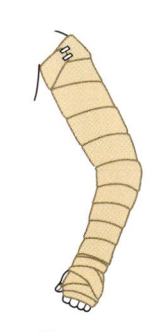

⑮ 8cm 弾性包帯（2 本目）：前腕部分から肩に向かって巻きます

⑯ 全体の圧の強さを確認して問題がなければ完了です

図 4-15　上肢の多層包帯法（つづき）

④　下肢の多層包帯法（図4-16）

　下肢の多層包帯法も上肢と同様で，リンパ浮腫専門の医療者のいる医療機関に通院できるようであれば，医療者に巻いてもらうことが望ましいです．

　患者さん自身やご家族が巻く場合は，誤った巻き方によって症状を悪化させることがないように医療者から十分な指導を受けたうえで行うようにします．

動画で学ぶ：下肢の弾性包帯の巻き方

Web サイトで下肢の弾性包帯の巻き方（多層包帯法）を動画で説明しています．
① パソコン：インターネットに接続してアドレスバーに下のアドレスを入力します
https://www.ishiyaku.co.jp/ebooks/731910/
② スマートフォン・タブレット：右の QR コードを読み取ってください

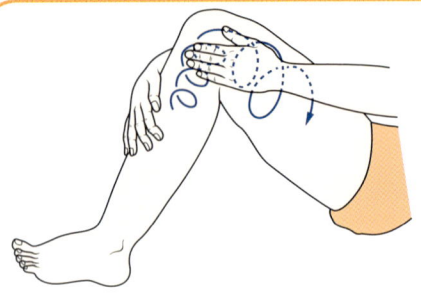 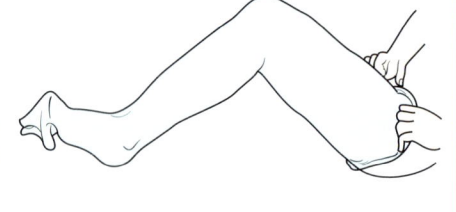

①スキンケア：乾燥を防ぐため，保
　湿クリームを脚全体に塗ります

②筒状包帯：脚よりも長めにカット
　してはきます

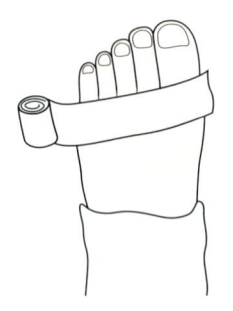 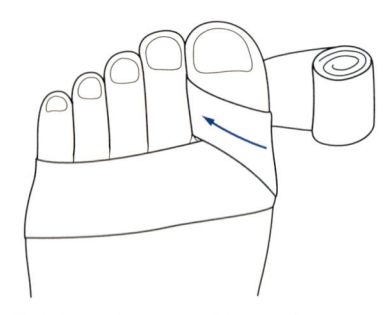

③指包帯：6cm 指包帯を半分に折
　りたたみ，包帯の端が指の付け根
　にくるように巻いていきます

④親指から 2 ～ 3 周ずつ巻いてい
　きます

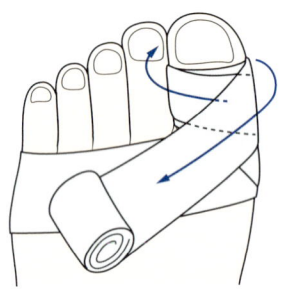 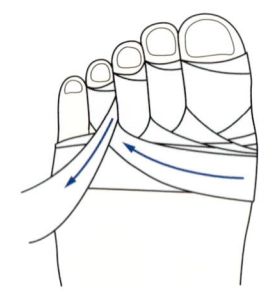

⑤各指を巻き終わるたびに足の甲側
　から回して，隣の指へ移ります

⑥薬指まで同じように巻きます．通
　常，小指は巻きません

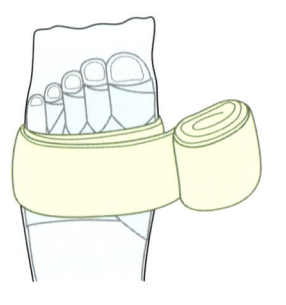 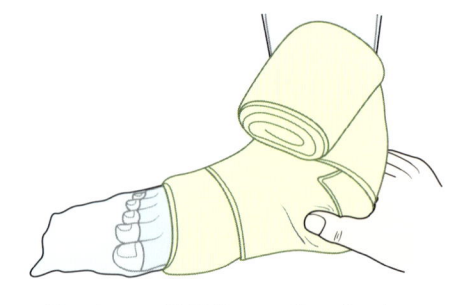

⑦ウレタンロール：筒状包帯を戻し
　て指の付け根に合わせて巻きます

⑧アキレス腱部分にスポンジのたる
　みがあれば内側に折り込みます

図 4-16 　下肢の多層包帯法（①～㉒）

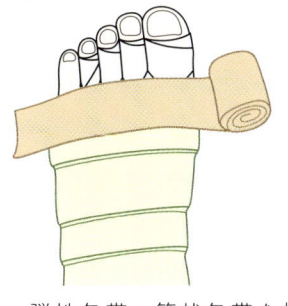

⑨6cm弾性包帯：筒状包帯を折り返して指の付け根に合わせて巻きます

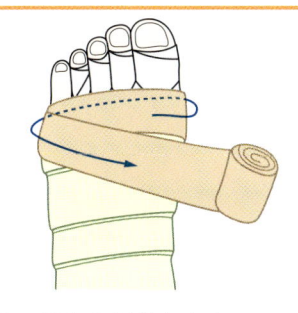

⑩足の甲を2周巻きます

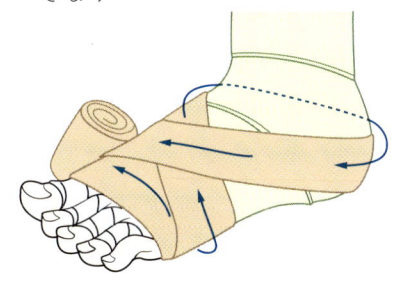

⑪かかとを包むように巻き，8の字を描くように足の甲に戻ります

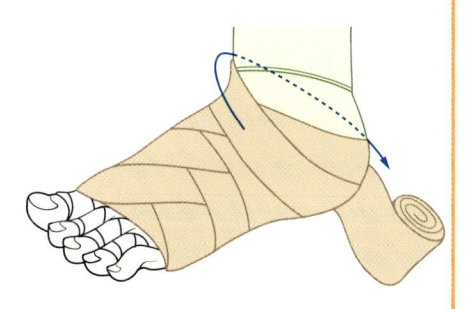

⑫少しずつずらしながら，足首に向けて巻いていきます

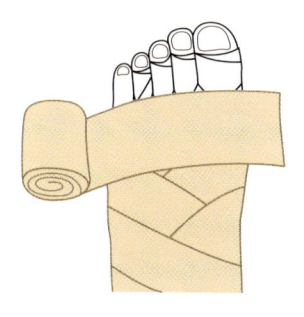

⑬8cm弾性包帯：指の付け根から少しずつずらしながら巻きます

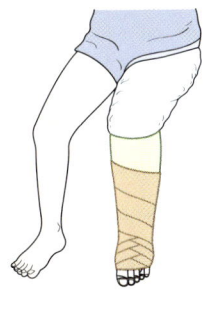

⑭ひざに向けて巻きます（6cm包帯に重ねて巻くようになります）

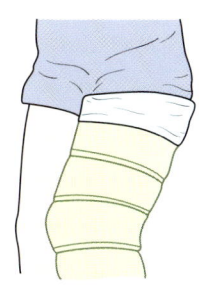

⑮ウレタンロール：ひざから上は立ち上がって巻き，脚の付け根まで巻きます

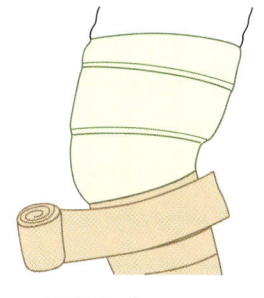

⑯10cm弾性包帯：かかとから2本目の8cm包帯を巻いたあとに10cmを続けて巻きます

図4-16 下肢の多層包帯法（つづき）

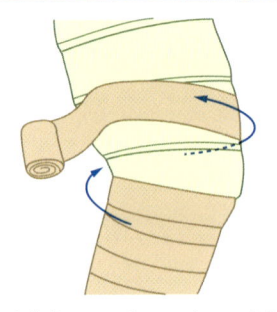
⑰ひざ（1）：ひざ下からひざ裏を通してひざ上を巻きます

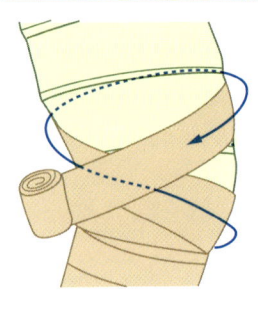
⑱ひざ（2）：ひざ裏で交差してひざ下に戻ります

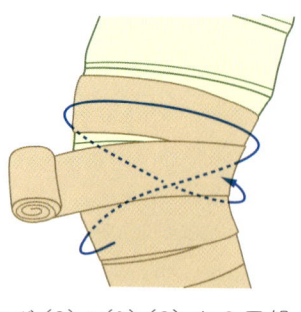
⑲ひざ（3）：（1）（2）を2回繰り返してから，ひざ頭を巻きます

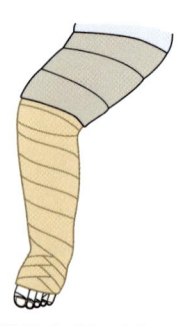
⑳ 12cm 弾性包帯：10cm 包帯の終わりから太ももを巻きます

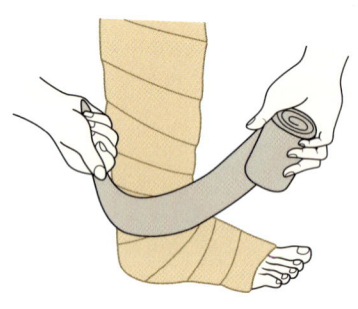
㉑最後に全体の圧を調整します．圧が弱い部位を重点的に2～3本目の12cm包帯を追加して巻きます

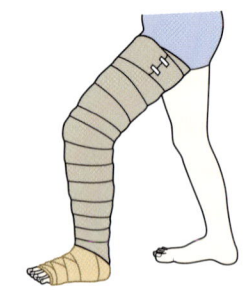
㉒巻きの強さや動かしやすさを確認して問題がなければ完了です

図 4-16 下肢の多層包帯法（つづき）

5 使用上の注意点

　悪い圧迫状態としては，巻き方が強すぎて関節運動ができないように圧迫してしまっている，くい込みが生じている，運動するとすぐに緩んでしまうなどが代表的なものです．

　適切な圧迫状態であるかを見分けるためには，関節を動かしたり歩いたりしてみて動きが強く制限されていないかを確認します．

Q 21 弾性包帯の圧は，どのくらいが適しているのでしょうか

A

弾性包帯の圧迫圧は，リンパ液の流れを心臓方向に促すために腕や脚の付け根より手や足の先の方を高くします．一般的な圧は 30 mmHg であり，重度な浮腫の場合ほど圧を高くします．

理想的な圧は，最初は体感ではわからないものですが，リンパ浮腫専門の医療者に何度も巻いてもらって体感することでだんだんとわかるようになります．

解説 **1** **適切な圧の考え方**

弾性包帯の圧迫圧は，30 mmHg 以上を目安として考えますが，症状や圧迫圧の感じ方には個人差も大きいため，医療者は症状や患者さんの感じ方を確認しながら適切な圧となるよう巻いていきます．

弾性包帯も弾性着衣と同じように手や足の先の圧が高く，わきの下や足の付け根に向かうにつれて圧は段階的に弱くなります．また，上肢よりも下肢の圧を高くしますが，これは下肢のほうが重力の影響を受けるため，より大きな圧をかけて静脈血やリンパ液の心臓への循環を促す必要があるためです．

症状が重くなるほど圧迫圧を高くする必要がありますが，圧迫圧が高くなれば，それだけ圧迫感や不快感も強くなります．たとえ適切な圧迫圧であっても無理は禁物ですので，きつすぎると感じたら医療者に伝えるようにしましょう．

2 適切な圧の確認方法

圧迫圧を測定する専用の測定器もありますが，20〜30 万円程度と高額なため個人で購入する人はほとんどいません．それよりも，リンパ浮腫専門の医療者に何度も巻いてもらう中で体感して身につけるようにしましょう．

巻き終わった後に自分で触って確認する方法も有効です．腕や脚の付け根よりも手足の指先方向の方が硬く（きつく）感じるか，部分的に軟らかい（ゆるい）ところはないかなどが確認のポイントです．自分で触って確認する方法もリンパ浮腫専門の医療者に指導を受けるとよいでしょう．

22 用手的リンパドレナージとは どんなものですか

A

用手的リンパドレナージとは，手のひら全体を使って強い圧を加えすぎないように注意しながら皮膚を動かすことで，むくんでいる腕や脚にたまっている組織間液をリンパ管へ送り込み，正常に機能しているリンパ管へ誘導する治療です．

解説 ▶ 1 マッサージと用手的リンパドレナージの違い

「ドレナージ」とは「排液」という意味で，過剰にたまった水分（リンパ浮腫の場合は，患肢に滞っているリンパ液や組織間液になります）を誘導して，循環や排出を促すことになります．

用手的リンパドレナージは，こりや疲れをとり，リラクセーションや美容を目的として一般に行われているマッサージやリンパマッサージとは異なるものです．リンパ浮腫の治療に有効なのは，リンパ浮腫専門の医療者によって行う用手的リンパドレナージのみです．

2 基本手技

用手的リンパドレナージは，皮膚の表層（正常では皮下約 0.2mm の深さ[9]）にある表在リンパ管を対象にします．表在リンパ管は強い刺激に弱いため，皮膚表面に硬さや張りがある重症の浮腫を除き，強い刺激では行わず，手のひらを皮膚に密着させてやさしく皮膚を動かすようにしてリンパ液の流れを促します．また，オイルやローションなどの潤滑剤は使用しません．

手の動かし方は，ゆっくりと円を描くような動きを基本として，リンパ液を排液する方向へ皮膚を伸ばした後，徐々に圧を弱め，手のひらを元の位置に戻していきます（図 4-17）．円を描くスピードは，リンパ液の流れが血液に比べてはるかに遅いため，1〜3 秒に 1 回を目安とし，ゆっくりとしたペースで行います．

用手的リンパドレナージは，皮膚の硬さや張り，施術する部位によって，その手技や圧を判断する必要があるため，患者さん自身ではなく，専門的な技術・知識を持つ医療者が行います．

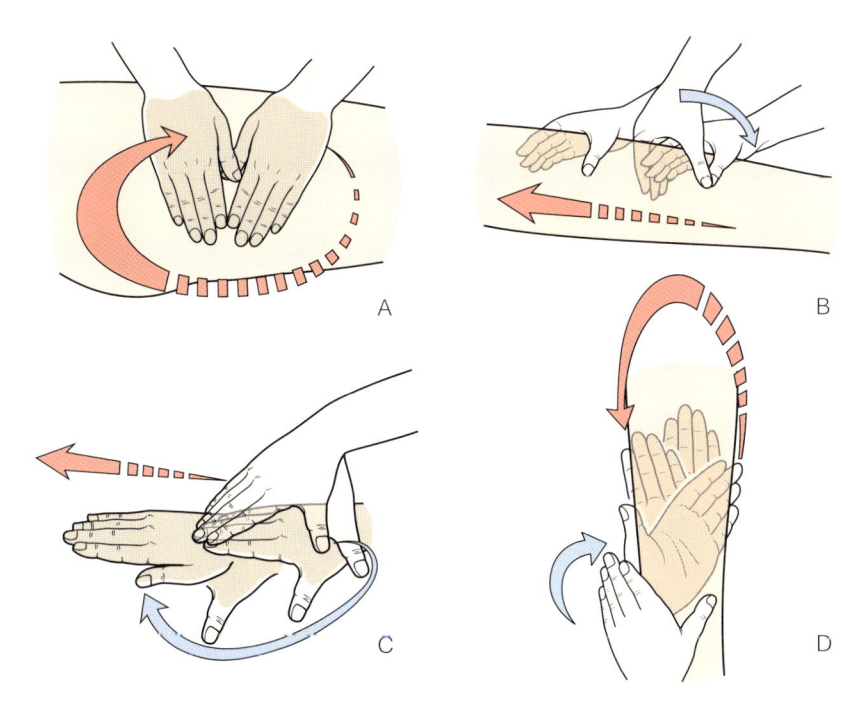

図 4-17 　用手的リンパドレナージの基本手技

Ａ：静止クライス．手のひら全体で皮膚に接触させて，皮膚と皮下部分に円運動を加える手技（身体のすべての部分に用いることが可能です）

Ｂ：ポンプ手技．親指と人差し指の間の部分を排液する方向へ向けて手を皮膚の上に置き，手のひら全体で圧を加える手技（主に腕や脚，乳房に用います）

Ｃ：ドレー手技．手のひら全体を体表に接触させて，適度な圧をかけながら前方へ柔らかく皮膚を動かす手技

Ｄ：シェップ手技．腕や脚の後面を手のひら全体で交互にすくうような手技（主に前腕や下腿に用います）

③ リンパ液の流し方

　リンパ節の機能が正常であれば，左腕のリンパ液は左腋窩（わきの下）のリンパ節に流れていきます．しかし，乳がんの手術時に左腋窩リンパ節を郭清し，その後左腕がリンパ浮腫になった場合は，左腋窩のリンパ節へ向かってリンパ液を流そうとしてもリンパ管に障害が生じているため，うまく流れません．そのため，処理能力が低下している左腋窩のリンパ節を迂回し，右腋窩や左鼠径部（左脚の付け根）のリンパ節のようなたまったリンパ液を受け入れることができる健康なリンパ節に向けて，誘導していきます（図 4-18A）．

④ 適応と注意点

　用手的リンパドレナージは集中排液期，維持・改善期のいずれの治療段階でも行われます．患肢にたまったリンパ液・組織間液の排液だけでなく，患者さんの痛みやつらさの軽減・緩和のためにも行うことがあります[22]．

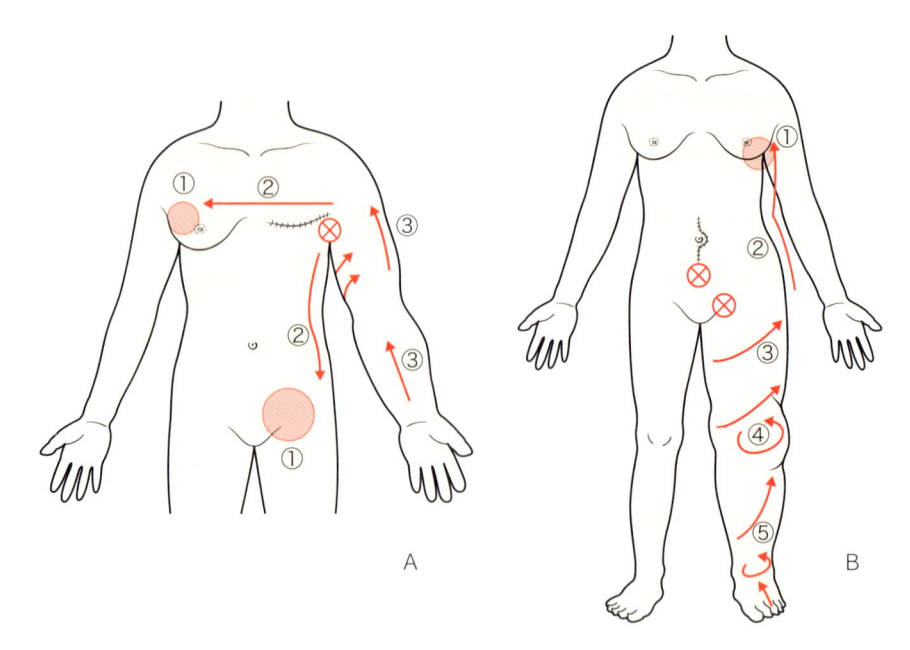

図 4-18 用手的リンパドレナージによるリンパ液の誘導

A：左腕のリンパ浮腫（左胸の乳がん手術時に腋窩リンパ節郭清を受けて，その後左腕にリンパ浮腫が発症した場合）．右わきの下や左の鼠径部のリンパ節に向かって，リンパ液を誘導します．誘導は数字の順に行い，患肢からの誘導は最後になります．

B：左脚のリンパ浮腫（婦人科がんで骨盤内や鼠径部のリンパ節郭清を受けて，その後左脚にリンパ浮腫が発症した場合）．左わきの下のリンパ節に向かってリンパ液を誘導します．誘導は数字の順に行い，患肢からの誘導は最後になります．

表 4-8 用手的リンパドレナージを行ってはならない病気

- ・蜂窩織炎（急性期）
- ・重症化した慢性腎臓病
- ・重症高血圧（コントロール不良の高血圧）
- ・重症心不全
- ・腹水を伴う肝硬変
- ・患肢にがんがある場合

　用手的リンパドレナージを実施できない症状として，**蜂窩織炎（急性期）**があげられます．炎症が強いときにリンパドレナージを行うことで炎症を広げてしまうおそれがあるためです．がんが進行している場合は，医師に相談しながら行いましょう．

　用手的リンパドレナージの治療開始にあたっては医療者が，**表 4-8** の注意点に該当することがないかを確認しますので，リンパ浮腫のほかにかかっている病気があれば伝えてください．また，リンパ浮腫の治療開始後に何か別の病気にかかった場合も，医療者に伝えるようにしてください．

Q 23 どんな運動をするのがよいのでしょうか

A

　弾性包帯や弾性着衣による圧迫を行った状態で行う運動を運動療法とよびます．運動療法は血管やリンパ管の流れをよくし，リンパ浮腫の治療にもよい効果をもたらします．運動療法は，抵抗運動と有酸素運動を組み合わせて行います．

抵抗運動（無酸素運動） （重りやゴムなどで負荷をかけて行う運動）	有酸素運動 （比較的軽い負荷が継続してかかる運動）
筋力トレーニングなど	歩行（ウォーキング），水泳， サイクリング，軽いエアロビクス

解説　1　運動療法の効果

　弾性包帯や弾性着衣を用いて浮腫のある腕や脚を圧迫して運動することを運動療法とよび，リンパ浮腫の複合的治療の一つとなっています．

　運動療法は，重りやゴムなどで筋肉に負荷をかけて行う抵抗運動や比較的軽い負荷を長い時間かけて行う有酸素運動を中心として，そこに運動前の腹式呼吸運動や運動前後のストレッチも組み合わせて行います．

　抵抗運動では，負荷をかけることで筋肉が強く収縮します．筋肉の収縮は，リンパ液の流れを増大させるポンプの作用（筋ポンプ作用）があり，弾性包帯などで浮腫のある腕や脚を圧迫すると筋ポンプ作用の効果がさらに高まります（図4-19）．また，心拍数が増大するような有酸素運動は胸の奥にある胸管（胸腹部の深いところ）のリンパ液の流れを促し，全身のリンパ液の流れの改善にも効果的です．リンパ浮腫はリンパ液の流れが悪くなって生じることから，抵抗運動や有酸素運動によってリンパ液の流れをよくすることでリンパ浮腫が改善します．

2　運動療法で行う各種の運動

1．腹式呼吸運動

　腹式呼吸運動は胸管の流れを良くするための運動です．有酸素運動や抵抗運動の準備運動として行うと，運動の効果がさらに高まります．腹式呼吸運動で

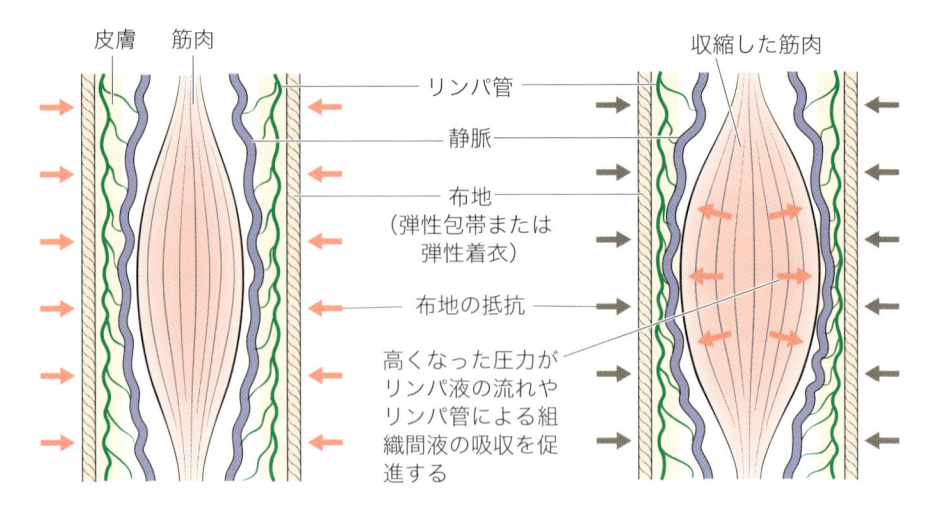

図 4-19 圧迫下での筋ポンプ作用（『リンパ浮腫管理のベストプラクティス』より作成）
左：静止時．弾性着衣または弾性包帯が一定の圧で皮膚を圧迫する
右：運動時．筋肉の収縮が加わりリンパ液の流れやリンパ管による再吸収が促進される

は，息を吸うときに横隔膜を収縮させることでお腹が膨らみますが，お腹を膨らませることを意識しすぎると無駄な力が入りうまくいかないことが多いため，あまりお腹を膨らませることを意識せずに，力まずにゆっくりとした呼吸運動を行い，徐々に大きく呼吸をしていくとよいでしょう．

2．抵抗運動

　抵抗運動とは，重りやゴムなどで負荷をかけて行う運動のことをいいます．以前は，抵抗運動の開始にあたっては，軽い負荷から開始する治療方針が主流でしたが[26]，近年になって，治療の開始時から積極的に負荷をかけたレッグプレスやベンチプレスのような筋力トレーニングがリンパ浮腫の悪化を防ぎ，症状の軽減や運動機能の向上をもたらすとされ[27]，負荷の高い運動が推奨されるようになっています．ただし，負荷の高い運動は浮腫を悪化させるリスクも伴いますのでリンパ浮腫専門の医療者の指導を受けてから行ってください．

　具体的な運動としては，腕のリンパ浮腫の場合にはペットボトルなどを利用して腕を伸ばす運動，脚のリンパ浮腫の場合には立位で両ひざを軽く曲げるスクワットなどが家庭でも行いやすいです（図 4-20）．

　筋力を強くするためには連続した 8〜12 回の運動を可能なかぎり最大の負荷で行うことが推奨されていますが，リンパ浮腫の改善を目的にするのであればそれよりも負荷は低くても回数を多くした方がよいとされています．つらくなく行うことができる程度の負荷で 20 回前後の運動を 1 セットとして，1 日に数セット行うとよいでしょう．

3．有酸素運動

　有酸素運動とは，体内に貯蔵された糖質や脂質を酸素で燃焼させて作り出したエネルギーを用いて行う運動のことです．先に述べた抵抗運動は，酸素を使わずに作り出されたエネルギーを主体に用いることから無酸素運動とも呼びます．有酸素運動として歩行，水泳，サイクリング，軽いエアロビクスなどがおすすめです[22]．また，運動による浮腫の悪化を避けるために，ウォーミングアップとクールダウンを行います．

　治療効果が高く手軽にできる運動としては早歩きでのウォーキングがあげられます．脈が少し速くなるが息切れがなく会話が可能な程度の早さで15 〜 30分の早歩きを行います．なお，最初と最後の2 〜 3分はウォーミングアップとクールダウンとするために通常の早さで歩行します．

4．ストレッチ

　ストレッチも浮腫に対して有酸素運動や抵抗運動と同じくリンパ液の流れをよくする効果が期待できますが，その効果は有酸素運動や抵抗運動よりも小さいとされています．しかし，運動習慣のない人が急に有酸素運動や抵抗運動を日常的に続けて行うことは難しいので，まずはストレッチから始めるとよいでしょう．また，有酸素運動や抵抗運動は体への負担が大きいので，ストレッチをクールダウンとして行うと，より安全で不快感を少なくして運動を続けることができます．方法は一般的なストレッチの方法と一緒です．

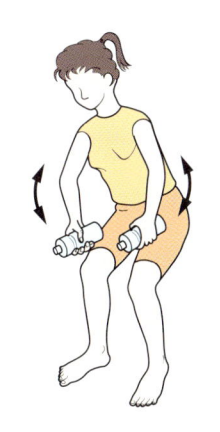 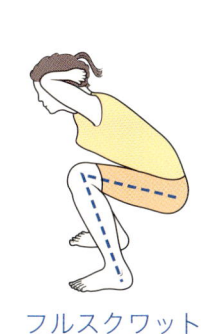 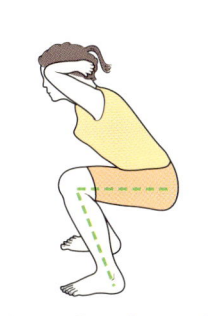 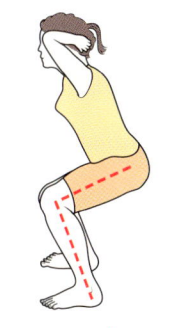

A　　フルスクワット　　ノーマルスクワット　　ハーフスクワット　B

図 4-20　抵抗運動
A：ペットボトルを利用した腕の運動
B：スクワット．下肢全体の筋を働かせるために，体を前に傾けるとともにお尻を後方に突き出して行います．負荷量の調整はひざを曲げる角度で行い，左ほど負荷が高くなります．

Q 24 エアマッサージ器について教えてください

A

エアマッサージ器の治療効果については，医療者の間でも一定の見解が得られていません．治療に使用する場合も，主治医の判断で効果が期待できる場合のみ用います．その場合もエアマッサージ器だけでは，十分な効果は期待できませんので，圧迫療法と用手的リンパドレナージを一緒に取り入れた治療を行います．

解説▶ エアマッサージ器（間欠的空気圧迫装置）（図 4-21）は，血圧計のように空気が入るバンド（カフ）に患肢を入れ，バンドに空気を送り込み加圧することで患肢から体幹へのリンパ液の流れを促します．

エアマッサージ器の適切な圧迫力には統一的な見解はありませんが，皮膚のすぐ下にあるリンパ管（表在リンパ管）は強い力に弱く，簡単に損傷してしまい，また患肢から押し上げられた組織間液やリンパ液が，腋窩（わきの下）や鼠径部（脚の付け根）にたまって，かえって症状を悪化させてしまうこともあります．そのため，圧の設定には十分な注意が必要です．皮膚に軽く圧がかかる程度の 30 〜 40 mmHg 前後の弱い圧で最大でも 40 mmHg までにとどめ，1 日 1〜2 回，30 分程度の使用とします．

また，腋窩や鼠径部にたまったむくみを改善させるためには，用手的リンパドレナージの併用がより効果的です．

エアマッサージ器を使用すると浮腫が改善したように思えますが，一時的であって十分な治療効果は期待できませんので，弾性包帯や弾性着衣を用いた圧迫を行うことが重要です．また，陰部にも浮腫を認める場合は，症状を悪化させるおそれがあるため，使用には注意が必要です．

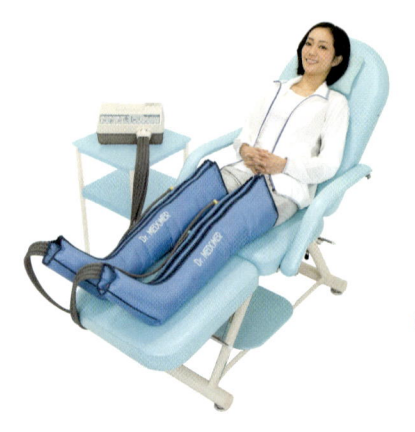

図 4-21 エアマッサージ器の例（写真提供：日東工器株式会社，製品名：家庭用エアマッサージ器「ドクターメドマー」）

25 手術で治すことはできるのでしょうか

国際的な学会でも，以前と比べてリンパ浮腫の外科的治療（手術）を詳しく解説するようになっており[20]，日本でもリンパ浮腫の手術が全国的に広がっています．ですが，現時点では手術だけでリンパ浮腫の治療に十分な効果をあげることは難しいとされています．ただし，蜂窩織炎の発症頻度や症状が軽くなったり，陰部のリンパ小疱やリンパ漏が改善することもあり，症状によっては治療法の一つとして手術を加えることもあります．

解説 1 リンパ管細静脈吻合術

リンパ管細静脈吻合術は，蛍光リンパ管造影による検査（図 3-3，Q7 参照）でうっ滞の生じたリンパ管を特定してから，そのリンパ管と周辺の細い静脈を縫い合わせる（これを吻合といいます）手術になります．効果的な吻合ができれば，うっ滞していたリンパ液が静脈内に流れるためリンパ浮腫の改善がみられます．

リンパ浮腫は徐々に進行し，リンパ管も徐々に変性して傷んでしまいますので，リンパ浮腫の発症早期に手術することが勧められています．ただ，吻合した部分がふさがってしまう可能性や吻合した静脈へどれくらいのリンパ液の流れが見込まれるかなど長期間経過した後の効果は，まだ定まっていません．

2 血管柄付きリンパ節移植術

血管柄付きリンパ節移植術は，リンパ管細静脈吻合術で効果が少ない場合に正常なリンパ節（主に鎖骨上のリンパ節）を移植する手術です．リンパ節に入る動脈・静脈もついたまま移植して血管をそれぞれ吻合します．この手術でリンパ浮腫が改善する原理については，まだ議論されているところで，リンパ節をとった鎖骨部分などに悪影響がないかなど長期的な経過については，まだ評価が定まっていません．

③ 脂肪吸引術

　脂肪吸引手術は，病期分類Ⅱ期後期以降の重症リンパ浮腫で患肢に増加してしまった線維組織・脂肪組織を吸引して減量する手術になります．どの部位でどの程度の脂肪を吸引するのが最適であるかなど，現時点ではまだ検討されている段階ですが，正常に機能している血管・リンパ管を傷つけてしまうリスクがあります．

④ 現時点における手術治療の評価

　現時点における外科的治療（手術）は，それぞれの手術の有効性について示されてはいるものの，手術方法の標準化や治療効果や有効性のための科学的な方法による評価が十分ではなく，長期間経過後の成績が不明であるため，現時点では積極的には推奨できないとされています[9,21]．また，手術だけでの治療効果も評価が定まっておらず，手術後にも圧迫療法などの複合的治療が必要ですので，こうした点を十分に理解したうえで手術を受けることが大切です（医療者であれば，こうした点を十分患者に説明して合意を得ることが必要です）．

　ただ，リンパ管細静脈吻合術や血管柄付きリンパ節移植術では，リンパ液がうっ滞してしまい運搬されなかった白血球や細菌などが静脈に流れて運んでもらえるためか，手術後に蜂窩織炎の頻度が減少したり，炎症の重症度が軽減することもあります．また，複合的治療では改善しにくい男性の陰嚢や女性の外陰部の浮腫や皮膚症状については軽減する可能性もありますので，症例によっては手術治療を勧めることがあります．

漢方や薬剤は効くのでしょうか

現時点では，リンパ管の機能を改善させてリンパ浮腫自体を軽減する効果が認められた漢方や薬剤はありません．ただし，リンパ浮腫を悪化させる要因を除く目的で薬剤を使用することはあります．

解説 ▶ 1 現時点での薬物治療の評価

現在，リンパ浮腫に対する薬物治療は推奨されていません [9, 20]．リンパ浮腫はリンパ管の損傷や機能障害で発症しますので，リンパ管を元通りの状態に「治す」薬剤の開発は，今後も期待できないでしょう．

ではリンパ管の「働きを改善」する，もしくはリンパ浮腫の「悪化を防ぐ」薬剤はあるのでしょうか？

リンパ浮腫の治療の考え方の一つとして「リンパ浮腫を悪化させない」ことが重要ですが，浮腫を悪化させる病気にかかっていれば，その病気に対して薬剤での治療が必要です．リンパ浮腫を悪化させる要因の一つは静脈うっ血です．肝硬変やネフローゼ症候群なども浮腫を悪化させます．また，患肢の急性炎症である蜂窩織炎もリンパ浮腫を悪化させるので，抗生物質（抗生剤）を適宜使用して，早く炎症を改善させる必要があります．こうしたリンパ浮腫を悪化させる疾患を対象とする薬剤はありますので，間接的にはなりますが，その意味においては「悪化を防ぐ」薬剤はあるといってよいかもしれません．また，現時点では，リンパ管の「働きを改善」する薬剤は存在しません．

2 利尿作用のある薬剤の利用

患肢の水分量が非常に多い両脚の重症リンパ浮腫では，弾性包帯を巻くと患肢の皮下組織にたまった大量の水分が血液に入り，心臓の負担になることがあります．こうした症状以外に，高齢で心臓の持病がある場合には，一時的に利尿剤や利尿作用のある漢方薬を使用することがあります．

③ リンパ浮腫を悪化させる可能性がある薬剤

　リンパ浮腫を悪化させる可能性がある薬剤を表4-9にまとめました．高齢のリンパ浮腫の患者さんは複数の薬を内服していることがありますが，薬が変更になった後にむくみが強くなった場合には，内服している薬によって引き起こされる薬剤性浮腫の可能性がありますので，医師と相談して内服薬・内服量を減らしたり，中止・変更することも考えてください．

表4-9　リンパ浮腫を悪化させる可能性がある薬剤

腎臓での水排泄量の低下	非ステロイド性抗炎症薬（NSAIDs）など
毛細血管の内圧の上昇	カルシウム拮抗薬（降圧剤），プレガバリン（神経痛の治療薬）など
毛細血管の透過性亢進	タキサン系抗がん剤（タキソール®，タキソテール®）

コラム

悪性リンパ浮腫

　悪性リンパ浮腫は，がんの進行や再発に伴って，急速に悪化して痛みを伴う浮腫のことで，発疹や熱感，強く腫れた硬い浮腫，関節障害などを生じます．リンパ漏やがんの皮膚転移も伴い，症状の改善は困難ですが，用手的リンパドレナージによって心地よい刺激を与え，弾性包帯や筒状包帯を使用した弱い圧での圧迫療法，関節運動などの複合的治療を行うことにより症状が改善することもあります．ただし，症状を悪化させない治療を行うことが第一であり，実施にあたっては慎重な判断が必要になります．

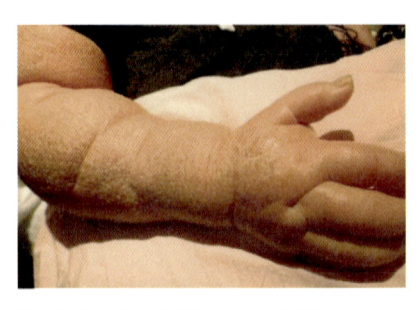

緊迫感の強い悪性リンパ浮腫

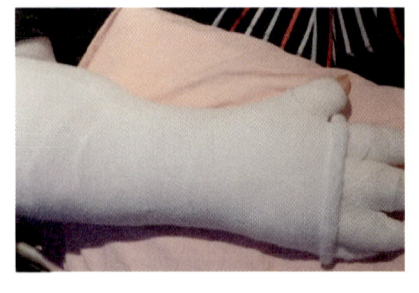

筒状包帯を使った弱い圧による圧迫とタオルを使った患肢の挙上

陰部のリンパ浮腫への対処方法を教えてください

A

陰部のリンパ浮腫に対する治療は，リンパ浮腫用の下腹部加圧ガードル，下腹部用パッド，陰部サポーターなどを着用した圧迫療法が中心となります

解説 ▶ **①** **陰部のリンパ浮腫について**

子宮がんや卵巣がん，前立腺がんの手術でリンパ節を取り除いた場合，脚だけでなく，腹部や陰部の浮腫に悩まされることがあります．

自覚症状としては，陰部の腫れ，排尿時に尿が斜めに出てくる，排尿しづらい，下着が片脚だけにくいこむなどがあげられます．

腹部や外陰部の浮腫は，脚や腕の浮腫よりも相談することに恥ずかしさを感じやすく，症状に気付いても一人で抱え込んでしまうことがあります．陰部は皮膚のやわらかいところでもあり，普段空気にあまり触れないところでもあるため，長期間そのままにしておくと，リンパ小疱やリンパ漏，水虫などの真菌感染症を引き起こしやすい部位でもあります．陰部の診療を恥ずかしく思う気持ちは誰にでもあります．必要以上に恥ずかしからずに，症状に気付いたときは早めに専門の医療機関へ相談してください．

② **女性の陰部リンパ浮腫**

腹部や陰部への圧迫療法として，弾性着衣の一種である下腹部加圧ガードル（図 4-22）や陰部サポーター（図 4-23），脚にも浮腫がある場合は下腹部まで圧迫するタイプの弾性ストッキングを着用します．下腹部加圧ガードルは，リンパ浮腫によりデリケートになった皮膚を考慮した作りになっています．

ガードルや弾性ストッキングと一緒に，パッドを使用することもあります（図 4-24）．パッドは既製品のものもありますし，手持ちのハンドタオルを折りたたみパッド代わりに使用することもできます．

③ **男性の陰部リンパ浮腫**

男性の陰部リンパ浮腫も女性の場合と同じで，弾性着衣を用いての圧迫療法が基本の治療方法になります．男性用の弾性着衣にも，下腹部加圧ガードルが

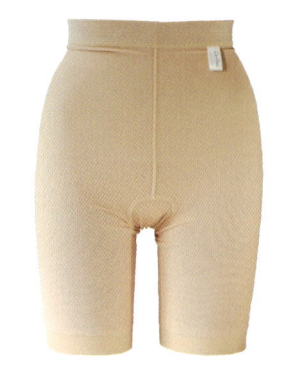

図 4-22 下腹部用ガードル（写真提供：KEA 工房，製品名：パワーサポートガードル）

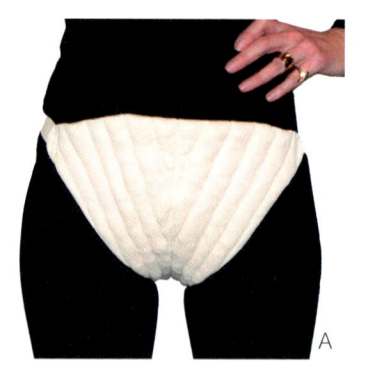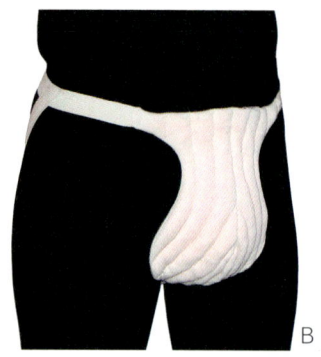

図 4-24 下腹部用パッド（写真提供：テルモ株式会社，製品名：ジョブスト　ジョビパッド　下腹部用パッド）
A：女性用，B：男性用．陰茎が上を向くようにして着用します．

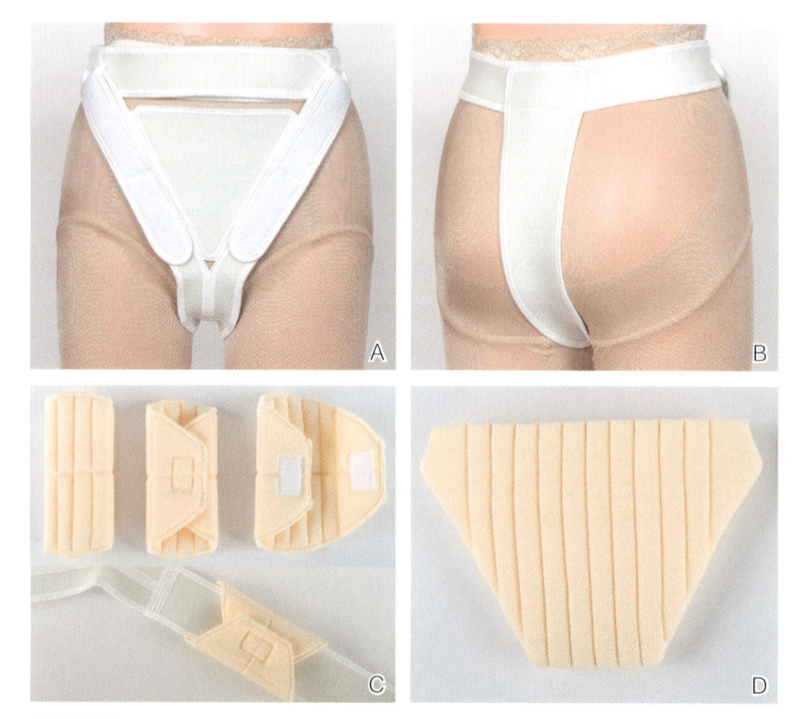

図 4-23 陰部サポーター（写真は女性用．男性用もあり）（写真提供：KEA 工房）
A：ワンタッチサポーター（前），B：ワンタッチサポーター（後），
C：クロッチ用パット，D：腹部用パット

あり，陰嚢の大きさにあわせて選べるようなガードルもあります．
　陰嚢にも浮腫がある場合は，陰嚢に伸縮性のある弾性包帯を巻いて圧迫することもありますが，自分で巻くことが難しく，排尿時に汚れやすいため，着脱しやすい筒状包帯を使用することもあります．

28 抗がん剤の副作用による浮腫に複合的治療は有効でしょうか

A

抗がん剤の副作用で生じる浮腫は，抗がん剤の投与が終了すると自然に収まることもあります．しかし，浮腫が強い場合や自然に収まらない場合には，複合的治療を行うことで浮腫そのものや浮腫に伴う症状が軽減することがあります[28, 29]．

解説 ▶ **1 抗がん剤の副作用**

乳がんや婦人科がんの治療において，タキサン系抗がん剤（タキソール®，タキソテール®）は病状の改善に重要な役割を果たしており，手術後に投与されることが多い薬剤ですが，抗がん剤の中でも副作用として浮腫が出やすい薬剤でもあります[9]．こうした薬剤の副作用によって生じる浮腫を 薬剤性浮腫 と呼びます．

タキサン系抗がん剤による薬剤性浮腫は，まず全身に浮腫が生じます．その後，薬剤の投与終了後6カ月程度で全身の浮腫が自然に収まることもあります．しかし，全身の浮腫が収まっても，乳がんの場合は手術した側の腕，婦人科がんの場合は下肢に浮腫が残ることがあります．このように薬剤性浮腫と一緒にリンパ浮腫を発症している場合があり，注意が必要です[9]．

2 薬剤性浮腫の特徴

タキサン系薬剤によって生じた薬剤性浮腫には，全身に生じる浮腫以外にも皮膚が硬くなるという特徴があります．

全身に生じた浮腫は軽減しても，皮膚の硬さが残ることも多く，皮膚のつっぱり感や関節が動かしにくいといった症状が持続することがあります[23, 30]．乳がん術後の場合では，ひじ・手首・指の関節が硬くなることがあり，家事や仕事にも影響が出ます．婦人科がんの場合では，ひざ・足首・足の指の関節が硬くなることがあり，正座や階段の上り下りはもちろんですが，歩くことに影響が生じるなど日常生活にも支障をきたすようになります．

抗がん剤による浮腫がひいても，こうした皮膚や関節の問題が残っては，その後の生活に大きな影響を与えてしまいますので，皮膚や関節がいつもと違うなと感じたら，早めに医療機関へ相談しましょう．

がんが進行した浮腫でも複合的治療を行ってよいのでしょうか

　がんが進行した時期では，浮腫の治療を行うことでがんに伴うさまざまな症状を悪化させる危険があります．したがって，主治医やリンパ浮腫専門の医療者と相談しながら慎重に治療を進める必要があります．

① がんが進行した状態の浮腫について

　がんが進行した状態の浮腫は，さまざまな要因が影響しています．そのため浮腫の原因を把握し，全身状態や症状に合わせた治療を行うことが大切です．

　がんが進行した状態における浮腫治療の目的は，浮腫による腕や脚の活動の制限，痛みなどに対処してがんの継続的な治療を補足するための**対症療法**となります．リンパ浮腫治療の基本は複合的治療になりますが，がんが進行した状態では全身状態の悪化に伴い，積極的な浮腫治療を行ってはならない場合もあります．そのため，浮腫の軽減は限定的になることもあります．

② がんが進行した状態で生じる浮腫の原因

　がんが進行した状態では，リンパ浮腫以外の浮腫が生じることもあります．それらの浮腫に対して，用手的リンパドレナージや圧迫療法を行うとかえって浮腫や全身状態を悪化させる場合もあるため，それぞれの原因に合わせて対応することが大切です．

１．臓器の機能低下による浮腫

①**心性浮腫**（心臓の病気による全身性浮腫）

　心筋梗塞，心臓弁膜症，心筋症など心臓機能の低下により，体内に水分が過剰にたまってしまうことによって生じる全身性の浮腫です（実際には下肢に浮腫が生じることがほとんどです）．用手的リンパドレナージや圧迫療法によって，過剰にたまった水分が大量に血液中に流れ込み，そのことが心臓の負担になることがあるので，医療者は慎重に対応します．

②**腎性浮腫**（腎臓の病気による全身性浮腫）

　腎不全など腎臓の異常が原因となって生じる全身性の浮腫です．病歴や血液

検査や尿検査に基づいて診断されますので，気になる症状があった際は，医療機関に受診しましょう．

③肝性浮腫（肝臓の病気による全身性浮腫）

　肝硬変など肝臓機能の低下が原因となって生じる全身性の浮腫です．浮腫と同時に腹部に過剰な水分がたまる腹水が見られる場合があります．血液検査や腹部の超音波検査（エコー検査）に現れる特徴的な所見から診断が可能です．

④廃用性浮腫

　活動が低下すると廃用症候群（生活不活発病，ロコモティブシンドローム）を発症しやすくなります．廃用症候群によって生じる浮腫を廃用性浮腫と呼ぶことがあり，活動の低下から筋肉や静脈血流・リンパ流の機能が低下することで発症します．浮腫の軽減のためには，圧迫療法が有効です．

⑤深部静脈血栓症

　がんの進行によって，がん腫瘍自体やがんが転移したリンパ節が静脈を圧迫して血栓を生じさせ，血管がふさがってしまうことがあります．急性期の深部静脈血栓症に対しては，リンパ浮腫の複合的治療は行ってはなりません．

２．栄養障害性浮腫

　栄養障害・低栄養となると，血液中のタンパク質濃度が低下する低タンパク血症を起こすことがあり，血液中の水分が過剰に漏れ出すことで，全身性の浮腫が生じることがあります．栄養摂取状況の聴取，血液検査から診断することができます．

３．薬剤性浮腫（Q28 参照）

③　がんが進行した時期の浮腫の治療

１．皮膚損傷に配慮したスキンケア

　がんが進行した時期の浮腫は，皮膚が弱く感染のリスクが高いため，よりいっそうスキンケアを心掛ける必要があります．皮膚が乾燥していれば保湿を行い，滲出液が出ていれば皮膚がふやけるのを防ぎます．

２．関節拘縮を防ぐ関節運動

　がんが進行した時期の浮腫はリンパ浮腫とは症状が異なり，強い痛みを伴う

ことが多く，腕や脚が動かしづらくなるといった<ruby>拘縮<rt>こうしゅく</rt></ruby>（関節拘縮）を伴うこともあります（Q3 図 1-7 参照）．症状が悪化して関節が拘縮しないように関節の曲げ伸ばしなどの関節可動域運動を行うことが重要です．

3．適切な姿勢

　がんが進行すると徐々に自分では体が動かせなくなってきますが，長時間の同じ姿勢は浮腫にもよくありませんので，浮腫の予防や悪化を避けるためにも時々体の向きや姿勢を変えるようにします．枕やタオルなどを使って浮腫のある部位を少し高くする（挙上する）と浮腫に伴う痛み・つらさが軽くなることもあります．

4．圧迫療法の工夫

　弾性包帯による圧迫を行う場合はゆるめに包帯を巻き，弱い圧で圧迫します．圧迫が苦痛な場合は，伸縮性のある筒状包帯だけで圧迫することもよいでしょう．

5章

皮膚の合併症

Q 30 蜂窩織炎の対処方法を教えてください

 A

蜂窩織炎の治療には抗生物質（抗生剤）投与，炎症のある部分を冷やす，安静が必要です．予防として，スキンケアと生活習慣の見直しがあげられます．

 1 蜂窩織炎とは

蜂窩織炎は，小さな傷などから細菌が侵入することで起こる患肢の炎症です．リンパ浮腫の患肢は，細菌をリンパ球（白血球）が処理する感染防御という働きが低下しているため侵入した細菌が増殖しやすくなります．また，患肢の浮腫が悪化すると皮膚が伸びて薄くなり，細かな亀裂が生じるため，外界からの異物や細菌が侵入しやすくなります．これらのことから，蜂窩織炎をはじめとする感染症（Q3 表 1-5）にかかりやすい状態といえます．

蜂窩織炎などの感染症はリンパ浮腫を悪化させる要因であり，複合的治療を行っていくうえでも避けなければなりません．蜂窩織炎は，真皮深層から皮下脂肪組織のびまん性（病巣が特定の箇所だけでなく広い範囲に広がっている）細菌感染であり，原因菌のほとんどが A 群 β 溶血性レンサ球菌感染です．感染のきっかけは，水虫（足部白癬），リンパ漏・リンパ小疱・皮膚潰瘍など皮膚の合併症，巻き爪，植物やペットによる外傷，虫刺されなどがあげられますが[22]，どこから細菌が侵入したのかが不明の場合も多くあります．

蜂窩織炎になると，発赤（赤み）・腫脹（腫れ）が感染部位周囲に急速に広がります．自覚症状として，局所の熱感（触って熱い感覚），圧痛（押すと痛い），自発痛（何もしなくても痛い）があります．ときには全身の倦怠感や38℃以上の高熱が出て風邪と診断されることもあります．また，年に数回繰り返す患者さんもあります．

その他の炎症としては，**丹毒・リンパ管炎**があります．丹毒は，蜂窩織炎よりも皮膚の表面に近い炎症のことをさします．リンパ管炎は，感染によってリンパ管に沿って炎症が広がります．蜂窩織炎の症状の他に感染したリンパ管とつながっているリンパ節の腫れを起こすこともあります．

2 治療の内容

　**蜂窩織炎の治療は抗生物質（抗生剤）投与，炎症のある部分を冷やす，安静
です．** 蜂窩織炎は症状の進行が速く，複合的治療やセルフケアなどで炎症が広
がる可能性があります．皮膚に炎症の徴候が現れた場合は，スキンケア以外の
治療やセルフケアは一時中止して安静にし，できるだけ早く医療機関を受診し
ましょう．症状によっては，入院治療が必要な場合があります．

　患部を冷やす際は，ビニール袋に入れた氷や保冷剤をタオルなどで巻いて使
用して効果的に冷却しましょう（氷や保冷剤は直接皮膚に当てないようにしま
す）．また，**湿布は直接冷やしているわけではなく，化学物質によって皮膚の
かぶれを引き起こし，症状を悪化させるおそれがありますので避けてください．**

　発熱や患部の熱感がおさまり，血液検査で炎症反応が改善してから，圧迫療
法を再開します．弾性着衣の場合は，圧迫圧の低い弾性着衣から再開するのが
よいでしょう．弾性着衣の着用が難しい場合は，医療者に相談のうえ，弾性包
帯でゆるめに巻くなど圧を調節します．

3 予防について

　蜂窩織炎の予防には，スキンケアと生活習慣の見直しがあげられます． スキ
ンケアには，表5-1 に示す内容がありますが，毎日ていねいに行っていても
完全に予防することは困難です．ただスキンケアにより炎症の間隔がのび，発
症しても程度が軽くなる可能性があります．生活習慣の見直しについては，予
防の Q4-7 の内容に準じます．

表5-1　スキンケアの基本原則

・せっけんやナチュラルソープを用いて，できれば毎日洗い，完全に乾かす．
・皮膚すうへき（皮膚表面に生じたひだ状のしわ）がある場合は，清潔で乾燥している
　ようにする．
・患部と非患部の皮膚に，切り傷，擦り傷，虫刺されがないか観察し，知覚障害のある
　部位には特に気をつける．
・保湿剤を塗布する（健常皮膚：1日1回，乾燥皮膚：1日2回）．
・香料の入った製品を使用しない．
・暑い気候のもとでは特にワセリンのように原油からつくられる製品よりも植物性製品
　が望ましい．

Q31 リンパ漏の対処方法を教えてください

リンパ漏の対処方法は，体液が漏れ出している創部を清潔に保ち，その上から保護材（ドレッシング材）や清潔なガーゼをあて，漏れ出している滲出液（主にリンパ液や組織間液）の吸収と皮膚の保護を行います．また，複合的治療もあわせて行います．

 解説 **1 リンパ漏とは**

リンパ漏とは，皮膚表面から体液が漏れ出している状態のことをいい，この皮膚表面から漏れ出した体液（組織間液やリンパ液など）を滲出液と呼びます．

滲出液は透明またはさらっとした薄い黄色の液で，リンパ漏は靴下やズボンが知らないうちに湿って，初めて気づくことがあります．リンパ漏は患肢の外傷や，リンパ小疱が破れたときなどに生じます．リンパ漏部分から細菌に感染し，蜂窩織炎等の感染症を併発しやすくなります．

2 治療の内容

リンパ漏部分は滲出液によって皮膚が湿り，弾性着衣の着用など圧迫療法に支障が生じるため，保護材やガーゼで滲出液を吸収させる必要があります．滲出液が大量であれば清潔なガーゼの上に紙おむつをあて，上から弾性包帯を巻いて固定します．

リンパ漏が悪化すると皮膚潰瘍を形成したり，蜂窩織炎の原因にもなるため，早期からの治療が非常に重要になります [23, 31, 32]．

32 皮膚潰瘍の対処方法を教えてください

リンパ浮腫の患肢に皮膚潰瘍ができた場合は，潰瘍部分と周辺皮膚を清潔に保ち，適度に湿った状態で感染を予防し，治癒を目指します．また圧迫療法などで浮腫を改善させることも必要です．

 1 皮膚潰瘍とは

皮膚潰瘍とは，皮膚の一部に生じる深く広い傷のことです．リンパ浮腫の患肢に皮膚潰瘍ができる原因の多くは外傷です．患肢の皮下組織は組織間液が過剰にたまっていて，皮膚に傷ができると滲出液が漏れだします．患肢の浮腫が強くなると組織間液の量が多くなるため，滲出液の量も多くなり，傷がふさがることを妨げます．また，患肢が太くなると潰瘍を広げる方向に皮膚が伸ばされて悪化してしまいます．さらに，滲出液は細菌が増殖するのに適しており，感染が起きて浮腫が悪化する危険性があります．

一方，患肢の皮下組織にある細動脈などの細い血管は，増加した組織間液で圧迫され血液循環が障害されます．血液は酸素や組織に必要な栄養素を運搬する役割を持つため，障害されると傷の治りは遅くなります．これらのことから，リンパ浮腫の患肢に生じた傷は皮膚潰瘍になりやすくなります．

2 治療の内容

皮膚潰瘍を改善させるためには，圧迫療法などの複合的治療で患肢のむくみを改善させることが重要です．ただし，動脈硬化や重症の糖尿病で血行障害がある患者さんであれば，圧迫するとさらに血流を悪くして傷の治りを遅らせることにつながりますので，動脈血流の状態を確認してから治療を行うこともあります．

また，潰瘍部とその周囲を傷が治りやすい環境に整えます．具体的には，潰瘍部分を十分に洗浄し清潔を保ち，適切な保護材（ドレッシング材）を用いて乾燥や過剰な湿潤を避けます．潰瘍周辺の皮膚を洗う場合は，弱酸性の洗浄剤を十分に泡立てて圧をかけずに優しく洗いますが，潰瘍部位は洗浄剤を使わずにお湯で流します．潰瘍の表面に白い膜が張ったようになっていれば取り除く必要がありますので，医師に相談してください．

保護材は潰瘍の深さや滲出液の量などをもとに選択します．不適切な保護材は，逆に傷の治りを遅らせますので，医療者の判断が必要です．そのため，潰瘍ができたときはなるべく早く医療機関を受診しましょう．また，創部が感染している場合は，早急に対応が必要です．傷および周辺の皮膚に発赤・熱感・疼痛・腫脹などの症状があれば，感染している可能性が高いと考えられます．滲出液に悪臭がある場合は，感染している可能性がさらに高まります．

　このほか日常生活では，潰瘍の治癒を促すために，運動や傷の治りに必要な栄養素が不足しないようバランスの良い食事を心掛けることや，むくみの悪化を防ぐため長時間立ったままでいたり同じ姿勢で座ることを避けて，静脈の流れが悪くならないようにしましょう[22]．

　皮膚潰瘍の原因や状態によってその対処法は異なりますので，潰瘍を発見した場合は，医療機関を受診して，医師の指示を仰ぎましょう．

Q 33 象皮症の対処方法を教えてください

A

象皮症の対処方法は，皮膚を清潔に保ち，硬くなり乾燥している皮膚を柔らかくするために軟膏などを塗って十分に保湿します．また，複合的治療もあわせて行います．

解説 **1** **象皮症とは**

象皮症とは，患肢の皮膚の線維化がすすみ，皮膚に隆起や変形，イボやかさぶた（痂皮）などができた状態のことをいいます．国際リンパ学会の病期分類（Q1 表 1-4 参照）では，象皮症は最も重症のⅢ期に相当します．

リンパ浮腫が長期化すると，すべての患者さんで皮下組織の線維化が進み象皮症に進行するわけではなく，リンパ浮腫が長期にわたっても線維化を起こさない場合もあり，象皮症に至るまでは何らかの別の要因が影響している可能性が考えられています．その要因の一つとして持続的あるいは繰り返す蜂窩織炎があげられています[33～35]．また，長期間にわたって入浴をしないなどの特異な生活習慣も考えられています[35～38]．

2 **治療の内容**

象皮症では皮膚は厚くなりますが乾燥してもろくなっています．スキンケアによって皮膚を清潔に保つことで感染を予防し，尿素系軟膏などの皮膚を柔らかくする軟膏を塗り角化を改善させます[37,39]．あわせて複合的治療を継続することで象皮症も改善します．病状が進行し皮膚が硬くなっていてもあきらめることなく治療を継続することが非常に重要です[40,41]．

コラム

ブログやSNSなどインターネット上の情報について

　ブログやSNS（ソーシャルネットワークサービス）などインターネット上の情報には，根拠の定かでない不確かな内容も含まれています．リンパ浮腫に限らず完治が難しい病気に関しては，自らの利益となるようなことを真実のように記述し，高額な金額を請求することが昔から繰り返されてきました．そうした治療法や商品に対して，誰もが病気になる前は，「自分は大丈夫！」「そんなことはわかっています」と思っているものです．ただ，実際にリンパ浮腫を発症するかもしれないという可能性について告げられると，混乱の中で誤った選択をしてしまう患者さんもいらっしゃいます．また，リンパ浮腫を発症し治療の効果が思わしくないような状態が続くと，わらにもすがる思いで効果のあやしい治療や商品に手を出してしまう方もいます．

　インターネットが登場する以前から，こうした患者さんの弱みを利用した商法は存在しましたが，ネット社会の現在では，ブログやSNSを通じて簡単にこうした情報に行き当たってしまいます．もちろん，ネット上には役に立つ情報もたくさんありますが，すべてが事実だとは思わずに参考程度にとどめておきましょう．

　治療に関する不安や治療の効果に思い悩む場合，またインターネット等で気になった情報の真偽なども含めて，まずは主治医やリンパ浮腫専門の医療者にご相談ください．

あとがき

　リンパ浮腫の治療に積極的に取り組む医療者・病院は，以前に比べれば増えてきてはいますが，現在でも患者さんの数に比べれば少ない状況が続いています．患者さんの中には，がん自体は手術などの治療で治っても，リンパ浮腫に対する十分な治療・説明が受けられなかったために症状が悪化してしまい，それまでの生活が一変してしまった方もいらっしゃいます．

　リンパ浮腫は，いったん発症すると完治させることが困難な病気です．残念ながら，現在の医療では，手術によって損傷されたリンパ管やリンパ節を元通りに治すことはできず，生活習慣に気を付けながら弾性着衣や弾性包帯での圧迫を続けて，リンパ浮腫と付き合っていくしかありません．ですが，リンパ浮腫はその発症に早めに気付くことでき，正しい知識に基づいたセルフケアを続けていけば，がんのように命が脅かされるようなことはなく，生活の質を落とさずに上手に付き合っていける病気でもあります．

　この本は，リンパ浮腫に悩みを抱えている患者さん，がんの手術を受けた患者さん（中でもリンパ節郭清を受けた患者さん）が，リンパ浮腫の治療に困ったりすることなく，リンパ浮腫を発症したとしても混乱したりすることなく，すみやかに正しい対応ができるようにとの願いを込めて，1年以上にわたって編集を続けてきました．

　編集にあたっては，可能な限り医学的な根拠に基づいて，現在のリンパ浮腫に対する標準的な診療について述べています．また，できるだけ分かりやすく説明することにかなりの時間をかけて議論し，専門用語に頼らない文章とすることを心がけたつもりです．それでも，まだまだ分かりづらい点もあるかと思います．その点につきましては，次回の改訂作業に生かしていきますので，お気付きの点などをお寄せください．

　なお，本書にはインターネット上で視聴できる「弾性包帯・弾性着衣の使い方」の動画も付属しています．本の紙面だけでは説明が難しい点についても説明していますので，この本と一緒に日々のセルフケアにお役立てください．

　この本をお読みいただき活用いただくことで，リンパ浮腫に悩まずにすむ患者さんが一人でも多くなること，リンパ浮腫と上手につきあえる患者さんが一人でも多くなることを，リンパ浮腫部会員一同願っております．

　最後に，日本がんサポーティブケア学会理事長ならびに理事の先生方，ガイドライン委員会の諸先生方に深甚なる感謝を申し上げます．

2019 年 8 月

日本がんサポーティブケア学会

リンパ浮腫部会 部会長

作田　裕美

❖❖❖ 本書について ❖❖❖

1．本書作成の目的

　近年，リンパ浮腫は，「リンパ浮腫複合的治療料」の保険収載や「新リンパ浮腫研修」が開始になるなど，ようやくその重要性の理解が広まってきていますが，これまで長きにわたって医学的関心の外に置かれてきた結果，研究の歴史は極めて浅いと言わざるを得ません．2009 年に初めて発行された『リンパ浮腫診療ガイドライン』の最新版である第 3 版（2018 年発行）をひもといてみても，診療・ケア・研究の蓄積は他領域に比べても不十分であり，"十分な科学根拠がない"とする推奨グレード，"証拠不十分"とするエビデンスグレード，"報告例が希少"の推奨度評価なしが多く見受けられる状況にあります．

　日本がんサポーティブケア学会リンパ浮腫部会では，このような状況であるがゆえに，日本リンパ浮腫学会『リンパ浮腫診療ガイドライン 2018 年版』を参考にしつつも，臨床上の経験則を「少なくとも行われるべき望ましい支持療法」として患者・家族を含む一般向けにわかりやすい成書としてまとめる必要性があると考え，独自に作成することにしました．

　また，リンパ浮腫治療におけるセルフケアの重要性を考えたとき，患者さんや患者さんの家族がどの程度リンパ浮腫という疾患について理解しているかが予後を大きく左右します．よって，本書の作成も「患者やその家族がリンパ浮腫の病態・治療等を理解し，セルフケアに役立てていけること」を第一の目的としています．そのため，専門用語はできるだけ使わずに，極力平易な表現とすることに努めました．

　今後，リンパ浮腫研究にも信頼に足るエビデンスが蓄積されていくと思われますが，本書も数年おきに改訂を行い，リンパ浮腫に関する情報を示してくことを予定しています．

2．本書作成の手順

本書および本書の特典動画は，以下の編集工程で作成しています．

① 〜 2018 年 7 月　　　　本書目次の検討
② 〜 2018 年 8 月　　　　リンパ浮腫部会での分担執筆
③ 2018 年 8 月 30 日　　　日本がんサポーティブケア学会 第 3 回 学術集会 リンパ浮腫部会会議での
　　　　　　　　　　　　　原稿査読
④ 〜 2018 年 11 月　　　　リンパ浮腫部会内での査読・修正作業（編集：作田，小川，高倉）
⑤ 〜 2018 年 12 月　　　　リンパ浮腫部会内での分担執筆箇所の修正作業
⑥ 〜 2019 年 6 月　　　　リンパ浮腫部会内での査読・修正作業（編集：作田，小川，高倉），
　　　　　　　　　　　　　特典動画制作の開始（撮影内容検討，仮撮影，編集作業，内容確認）
⑦ 〜 2019 年 7 月　　　　日本がんサポーティブケア学会ガイドライン委員会による予備評価，
　　　　　　　　　　　　　日本がんサポーティブケア学会理事会による評価
　　　　　　　　　　　　　特典動画の撮影（本番撮影，編集作業）
⑧ 〜 2019 年 8 月　　　　日本がんサポーティブケア学会ガイドライン委員会確認後の参考意見，
　　　　　　　　　　　　　日本がんサポーティブケア学会理事会による承認，
　　　　　　　　　　　　　特典動画制作（内容確認）

3．引用文献

　本書は，110〜111 ページの論文・書籍を参考に執筆・作成しています．

　加えて，『リンパ浮腫診療ガイドライン 2018 年版』（日本リンパ浮腫学会 編）を参考にしつつも，日本がんサポーティブケア学会リンパ浮腫部会で独自に作成しました．

4．参考文献

　本書の図は，111 ページにあげた書籍等を参考にリンパ浮腫部会で作成しました．

5．写真

　本書で掲載している写真については，すべて患者さんの承諾を得たうえで掲載しています．

　なお，本書ではリンパ浮腫の合併症の理解やリンパ浮腫における早期治療の重要性を伝えるために重症化したリンパ浮腫の症例写真（23 ページ）を掲載していますことをお断りしておきます．

6．利益相反開示事項

期間　2018 年 1 月 1 日〜 2018 年 12 月 31 日
①報告対象企業の職員，顧問である．
②講演料，原稿料，報酬　50 万円以上（一社で）
③受託研究費（治験）等　200 万円以上（一社で）
④研究助成金（寄付金）等　200 万円以上（一社で）
⑤株式等持ち分　10％以上（一社で）
⑥専門的助言等　100 万円以上（一社で）
⑦株式，出資金持ち分　1,000 万円以上（一社で）

作田　裕美	なし
小川　佳宏	①東光株式会社　顧問
新井　直子	なし
淡河恵津世	なし
加藤るみ子	なし
高倉　保幸	なし
村川由加理	なし
山本　優一	なし
吉澤いづみ	なし

引用文献

1）原発性リンパ浮腫診断治療指針作成委員会，厚生労働省難治性疾患克服研究事業「原発性リンパ浮腫の患者動向と診療の実態把握のための研究」「原発性リンパ浮腫全国調査を基礎とした治療指針の作成研究」研究班編．原発性リンパ浮腫診断治療指針．脈管学会 newsletter, 2012 supplement．

2）がんの統計編集委員会．がんの統計〈2018 年版〉．公益財団法人 がん研究振興財団，2019．

3）Paskett ED et al. The epidemiology of arm and hand swelling in premenopausal breast cancer survivors. Cancer Epidemiol Biomarkers Prev 16 (4): 775-82, 2007.

4）Beesley V et al. Lymphedema after gynecological cancer treatment: prevalence, correlates, and supportive care needs. Cancer. 2007; 109 (12): 2607-14.

5）Petrek JA et al. Lymphedema in a cohort of breast carcinoma survivors 20 years after diagnosis. Cancer. 2001; 92 (6): 1368-77.

6）Monica Wergren-elgdtrom, Disa Lidman; Lymphoedema of the lower extremities after surgery and radiotherapy for cancer of the cervix. Scandinavian Journal of plastic and reconstructive surgery and hand surgery, 1994; 28 (4): 289-93.

7）Janice N Cormier et al. Lymphedema beyond breast cancer. Cancer 27, 2010

8）Zhu W et al. Association between adjuvant docetaxel-based chemotherapy and breast cancer-related lymphedema. Anticancer Drugs. 2007; 28 (3): 350-355.

9）日本リンパ浮腫学会編：リンパ浮腫診療ガイドライン 2018 年版．金原出版，2018．

10）Soran A et al. The importance of detection of subclinical lymphedema for the prevention of breast cancer-related clinical lymphedema after axillary lymph node dissection; a prospective observational study. Lymphat Res Biol. 2014; 12 (4): 289-94.

11）Hansdorfer-Korzon R et al. Relevance of low-pressure compression corsets in physiotherapeutic treatment of patients after mastectomy and lymphadenectomy. Patient Prefer Adherence. 2016; 10: 1177-87.

12）Sawan S et al. Lower-limb lymphedema and vulval cancer: feasibility of prophylactic compression garments and validation of leg volume measurement. Int J Gynecol Cancer. 2009; 19 (9): 1649-54.

13）Gulgun Tahan et al. The role cancer survivorship: research and practice. 2010; 4 (1): 15-19.

14）Boccardo FM et al. Surgical prevention of arm lymphedema after breast cancer treatment. Ann Surg Oncol. 2011; 18 (9): 2500-2505.

15）Boccardo F et al. Surgical prevention and treatment of lymphedema after lymph node dissection in patients with cutaneous melanoma. Lymphology. 2013; 46 (1): 20-26.

16）Ferguson CM et al. Impact of Ipsilateral Blood Draws, Injections, Blood Pressure Measurements, and Air Travel on the Risk of Lymphedema for Patients Treated for Breast Cancer. J Clin Oncol. 2016; 34 (7): 691-698.

17）小児慢性特定疾病情報センター：https://www.shouman.jp/disease/instructions/16_01_005/

18）小川佳宏．リンパ浮腫の診断．「リンパ浮腫診療実践ガイド」編集委員会編：リンパ浮腫診療実践ガイド．医学書院，2011．

19）松尾　汎，前川二郎ほか：リンパ管の診断．リンパ浮腫療法士認定機構編：リンパ浮腫診断治療指針 2013．メディカルトリビューン，2013．

20）Consensus Document of the International Society of Lymphology. The Diagnosis and Treatment of Peripheral Lymphedema. Lymphology, 2016, 49: 170-184.

21）Jain MS et al. Correlation between bioelectrical spectroscopy and perometry in assessment of upper extremity swelling. Lymphology, 2010; 43 (2): 85-94.

22）真田弘美ほか監訳：リンパ浮腫管理のベストプラクティス（Lymphoedema Framework Best Practice for the Management of Lymphoedema.

International consensus. London：MEP Ltd, 2006). https://www.lympho.org/wp-content/uploads/2016/03/Best_practice_Japanese.pdf)

23) 北村　薫 監修. エビデンスに基づいたリンパ浮腫実践ガイドブック 基本手技と患者指導. へるす出版, 2018.

24) リンパ浮腫実践ガイド編集委員会. 加藤逸夫, 重松　宏 監修. リンパ浮腫診療実践ガイド. 第1版. 医学書院, 2011.

25) 小川佳宏ほか監修. 浮腫疾患に対する圧迫療法－複合的理学療法による治療とケア. 第1版. 文光堂, 2008, 78-79, 121.

26) Fukushima T et al. Immediate effects of active exercise with compression therapy on lower-limb lymphedema. Support Care Cancer. 2017；25（8）：2603-2610.

27) Schmitz KH et al. Weight lifting in women with breast-cancer-related lymphedema. N Engl J Med. 2009；361（7）：664-73.

28) Sae In Park et al. Clinical Features of Docetaxel Chemotherapy-Related Lymphedema. LYMPHA-THIC RESEARCH AND BIOLOGY. 2014；12：197-202.

29) 池端桂子ほか：乳癌腋窩郭清後, タキサン製剤の使用によるリンパ浮腫および皮膚硬化に複合的治療が有効であった1例. 乳癌の臨床, 2012；27：721-725.

30) Itoh M et al. Taxane-Induced Scleroderma. British Association of Dermatologists. 2007；156：363-367.

31) 細川賀乃子ほか. リンパ浮腫に対するリハビリテーション・アプローチ. リハビリテーション医学. 2006；43：51-62.

32) 大橋俊夫ほか監修. 松尾汎編集. リンパ浮腫診療の実際－現状と展望－. 第1版. 文光堂, 2004, 26-29.

33) 井沢知子ほか編著. 病棟・外来から始めるリンパ浮腫予防指導. 第1版. 医学書院, 2012.

34) 山村雄一ほか編. 現代皮膚科学体系17. 中山書店, 1983. 127-136.

35) 湊　恵美ほか. 象皮病の1例. 皮膚, 2000；42（6）：595-599.

36) 前田吉民ほか. 象皮病（Elephantiasis nostras）の3例その発症における考察. 日本皮膚科学会雑誌, 1998；108（11）：1445-1451.

37) Robert Twycross et al. 編集. 李羽倭文子ほか監訳. Lymphoedema リンパ浮腫適切なケアの知識と技術. 中央法規出版, 2003；109-119.

38) 平野佳代子ほか. 特異的な生活環境により象皮病症状を呈した1例. 皮膚科の臨床, 1994；36（6）：765-768.

39) 戸田浄, 小掘辰治. 尿素軟膏（K-UR）の角化症にたいする使用経験. 西日本皮膚科, 1975；37（2）：279-282.

40) 佐藤佳代子ほか監修. 松尾汎編集. リンパ浮腫診療の実際現状と展望. 第1版. 文光堂, 2004, 26-29.

41) 小川佳宏ほか編. リンパ浮腫の治療とケア. 第1版. 医学書院, 2005, 15-16.

● 参考文献 ●

1) Michael Foeldi et al. Foeldi's Textbook of Lymphology: for Physicians and Lymphedema Therapists. 3rd ed. Urban & Fischer, 2012.

2) 日本乳がん学会 編. 患者さんのための乳がん診療ガイドライン. 2016年版. 金原出版, 2016.

3) 近藤敬子ほか編. ナースができるベッドサイドのリンパ浮腫ケア. 日本看護協会, 2016.

4) 廣田彰男ほか監修. よくわかる最新医学 リンパ浮腫. 主婦の友社, 2017.

5) 山本敏行ほか. 新しい解剖生理学. 改訂12版. 南江堂, 2010.

6) 岩井武尚 監修. 新弾性ストッキング・コンダクター. 第2版. へるす出版, 2019.

7) 奈良信雄, 和田隆志. 最新臨床検査学講座　生理学. 医歯薬出版, 2018.

8) 佐藤佳代子 編. リンパ浮腫の治療とケア. 第2版. 医学書院, 2010.

索　引

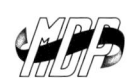

JASCC がん支持医療ガイドシリーズ

Q&A で学ぶ リンパ浮腫の診療

ISBN978-4-263-73191-8

2019 年 8 月 30 日　第 1 版第 1 刷発行

編　集　一般社団法人
　　　　日本がんサポーティブケア学会

発行者　白　石　泰　夫

発行所　医歯薬出版株式会社

〒113-8612　東京都文京区本駒込 1-7-10
TEL.(03)5395-7640(編集)・7616(販売)
FAX.(03)5395-7641(編集)・8563(販売)
https://www.ishiyaku.co.jp
郵便振替番号　00190-5-13816

乱丁，落丁の際はお取り替えいたします　　　　印刷・壮光舎印刷／製本・愛千製本所

© JASCC, 2019. Printed in Japan

本書を無断で複製する行為（コピー，スキャン，デジタルデータ化など）は，「私的使用のための複製」などの著作権法上の限られた例外を除き禁じられています．また私的使用に該当する場合であっても，請負業者等の第三者に依頼し上記の行為を行うことは違法となります．

JCOPY ＜出版者著作権管理機構 委託出版物＞
本書をコピーやスキャン等により複製される場合は，そのつど事前に出版者著作権管理機構 （TEL 03-5244-5088, FAX 03-5244-5089, e-mail:info@jcopy.or.jp） の許諾を得てください．